Le genou ligamentaire

Guy Liorzou

Le genou ligamentaire

Examen clinique

Avec 134 figures comprenant 312 illustrations unitaires

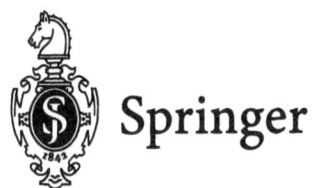 Springer

Docteur Guy Liorzou
124, rue de Saint-Genès, F-33000 Bordeaux

ISBN-13: 978-3-540-58716-3   e-ISBN-13: 978-3-642-76479-0
DOI: 10.1007/978-3-642-76479-0

Die Deutsche Bibliothek – CIP-Einheitsaufnahme
Liorzou, Guy:
Le genou ligamentaire : examen clinique / Guy Liorzou. – 2e
éd. – Berlin ; Heidelberg ; New York ; London ; Paris ; Tokyo ;
Hong Kong ; Barcelona ; Budapest : Springer, 1995
   ISBN-13: 978-3-540-58716-3

© Springer-Verlag Berlin Heidelberg 1990, 1995
Imprimé en Allemagne

Composition et impression: Appl, Wemding
SPIN: 10489832   24/3130 – 5 4 3 2 1 0 – Imprimé sur papier non-acide

Dédicace

Aux principaux inspirateurs de ce travail:

Ron E. Losee et Werner Müller.

Aux pionniers modernes de l'exploration clinique du genou:

Gilles Bousquet	Jack C. Hughston	Frank R. Noyes
Jean-Yves Dupont	Roland P. Jakob	Donald P. Slocum
Henri Dejour	Robert L. Larson	Albert Trillat
John A. Feagin, Jr.	Marcel Lemaire	Joseph S. Torg
Hugh R. Galway	David Mac Intosh	

«Allons-nous encourager le développement des techniciens plutôt que des cliniciens? Allons-nous voir nos patients comme des objets sur lesquels nous exerçons nos talents techniques plutôt que des personnes qui ne recherchent qu'une explication, de la sympathie, un encouragement ou tout simplement peut-être un traitement conservateur? En un mot des patients qui ont besoin de notre jugement clinique plutôt que de nos prouesses techniques?»

Dr. R. M. Tooth
There's Another Side to Surgery.
Sidney 1987
5th Congress of the International Society of the Knee

Préface

Depuis une vingtaine d'années, même s'il n'est pas parfaitement fiable, le traitement de l'instabilité du genou s'est développé à grandes enjambées. Pour les malades il y a une demande, pour les chirurgiens un créneau à occuper.

Le Docteur Guy Liorzou, perfectionniste, élevé à l'Ecole du Professeur Louis Pouyanne, apôtre de la «Médecine de la Personne», a pris le train au départ, mais il ne s'est pas lancé, tête baissée, d'emblée dans la mêlée opératoire. Il a d'abord cherché à s'informer et à comprendre. Pour cela, il a rendu visite aux pionniers de cette chirurgie ligamentaire: en France Albert Trillat, Henri Dejour, Gilles Bousquet, Marcel Lemaire, en Amérique Jack C. Hughston, David Mac Intosh, John W. Lachman et Joseph S. Torg, Frank R. Noyes, Ron E. Losee, Robert L. Larson, enfin en Suisse Roland P. Jakob et surtout son ami de Bâle Werner Müller qui l'a initié aux subtilités de la séméiologie du genou et de l'anatomométrie.

Pendant chacune de ces visites d'un minimum de deux jours entiers, Guy Liorzou s'est intéressé non seulement à la technique mais aussi et surtout aux conception bio-mécaniques de ces brillants chirurgiens. Il a été impressionné par leurs méthodes d'examen toujours précises et rigoureuses et quelquefois très longues.

Guy Liorzou a analysé l'enseignement particulier de chacun de ces Maîtres. Il a ensuite fait un choix sur lequel il a basé sa propre conception concernant l'examen clinique complet d'un genou et la découverte précise du siège et de la nature des lésions.

Nous avons encouragé l'auteur à rassembler dans un livre l'ensemble de ses connaissances physiopathologiques concernant le déroulement des divers tests qui, eux-mêmes, conduisent à l'explication des symptômes fonctionnels.

Cet ouvrage qui a demandé plusieurs années de compilation puis d'information et enfin de pratique sur le malade est illustré par de nombreux dessins didactiques, par des schémas physiopathologiques et des photographies des gestes d'examen exécutés par les chirurgiens-pionniers eux-mêmes.

Guy Liorzou nous aura ainsi appris comment le chirurgien orthopédiste doit aborder son patient, quelle question il doit lui poser, quels gestes simples il doit accomplir pour déceler l'anomalie de fonctionnement qui nous conduit à un diagnostic clinique facile. Pour lui, les examens complémentaires (testing sous anesthésie ou arthroscopie) sont rarement nécessaires. L'examen minutieux proposé par Liorzou conduit en général à une juste appréciation des lésions et par conséquent à une indication thérapeutique appropriée qui peut être simplement conservatrice ou bien qui peut déboucher soit sur une chirurgie palliative périphérique, soit sur une chirurgie réparatrice intra-articulaire.

Le livre qu'a enfin terminé Guy Liorzou après six années de préparation est celui d'un réaliste qui s'appuie sur l'expérience des plus grands spécialistes et sur leurs résultats constatés. C'est l'œuvre d'un chirurgien méticuleux dont l'expérience personnelle est née de la fréquentation des meilleurs et le souci principal de rendre, avant tout, «service au malade».

Bordeaux, Février 1990   R. Geneste

Remerciements

A Monsieur le Professeur Paul C. Lévêque du Laboratoire de Géologie (!) Expérimentale de l'Université de Bordeaux I, qui m'a accordé soutien moral, intellectuel et logistique, véritable soutien inter-disciplinaire.

A sa secrétaire, Marie-Pierre Duport qui n'a cessé de prodiguer les conseils techniques de présentation.

A Madame Anglade qui, telle une fourmi patiente et généreuse, a contribué de manière décisive à la réalisation de ce travail.

A Monsieur Boutant, dessinateur humoriste, qui a su «donner le ton» à tous ses dessins.

A Mesdames M. Kalow, M. Aryan et I. Oppelt, et, à travers elles, la Maison Springer pour leur incroyable patience et délicieuse compréhension.

Par ailleurs je tiens à signaler que cet ouvrage a été réalisé sans aucune aide financière.

Table de matière

Avant-propos

Comment les chirurgiens peuvent-ils encore s'intéresser à l'examen clinique du genou alors qu'ils se transforment de plus en plus en techniciens de salle d'opération et qu'il existe une formidable éclosion d'examens complémentaires pratiques car ils peuvent soulager de l'effort de réflexion clinique?

La réponse est dans l'étonnante recherche effectuée depuis 20 ans sur l'examen clinique ligamentaire du genou avec la description de signes du plus beau classicisme.

Le but de ce travail est donc d'actualiser l'examen clinique ligamentaire du genou devant la profusion et la montée quasi irréstistible des examens complémentaires, pas forcément complexes mais souvent onéreux.

En effet, l'évaluation du genou laxe ne peut se résumer à l'examen arthroscopique ou en Imagerie à Résonance Magnétique (IRM), et en admettant qu'au cours de l'examen arthroscopique du pivot central on profite de l'anesthésie générale pour «examiner» la totalité des ligaments passifs, faut-il commencer par «écouter et regarder» le patient, afin de connaître l'histoire du traumatisme et son retentissement fonctionnel. Il faut en effet avoir vu Trillat et Losee examiner un genou durant une heure et plus pour comprendre et s'enthousiasmer d'un coup pour l'efficacité sans égale d'un bon examen clinique complet. Certes, le «genou ligamentaire» est complexe, mais l'examen clinique s'est, au fil des années, considérablement affiné. Depuis Hey-Groves [10] et Palmer [29], de nombreux auteurs européens et nord-américains ont ainsi contribué à codifier jusqu'à nos jours un examen clinique qui permet tous les diagnostics, en particulier celui de l'indication thérapeutique: n'est-ce pas l'essentiel?

Ce travail nous aura permis également de clarifier les tests et de les classer par rapport aux classifications actuellement complémentaires de Hughston et coll. [14] et Noyes et Grood [28]. Mais il persiste toujours des incertitudes, en particulier en ce qui concerne la relation anatomo-clinique.

Au total, l'examen clinique complet permet le plus souvent de répondre aux quatre questions primordiales:

- Quel est le handicap fonctionnel?

- Quel est le ligament lésé?

- Quelle est la valeur fonctionnelle du genou?

- Faut-il opérer? Quand et comment?

Cependant, dans ce travail, nous avons délibérément éliminé tout exposé de techniques chirurgicales et d'indications opératoires. Nous avons voulu exposer des données historiquement incontestées et définitivement acquises, ce qui est loin d'être le cas des techniques de réparation ligamentaire et des indications opératoires!

Attendons le «consensus» pour les publier avec la même conviction de partager des vérités acquises ...

Bordeaux, Février 1990   G. Liorzou

Introduction – terminologie

On peut concevoir l'examen d'un genou en trois rubriques aussi essentielles l'une que l'autre:

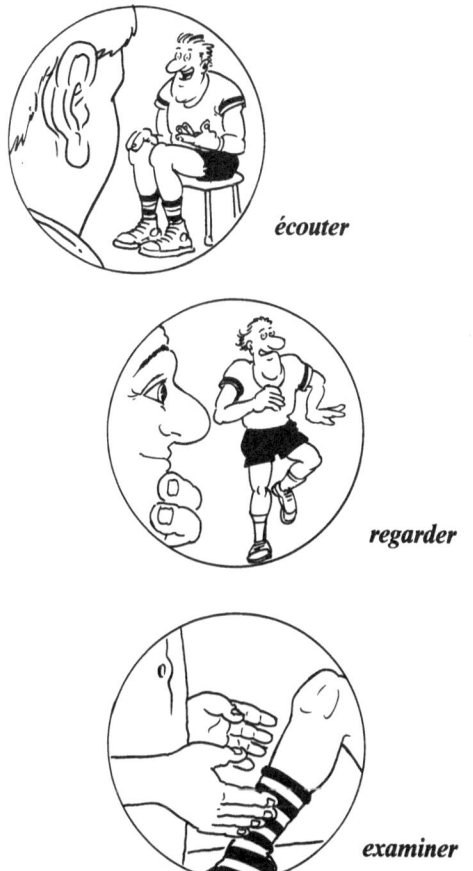

écouter

regarder

examiner

Les deux premières permettent de se faire une idée précise de l'histoire de la lésion, de l'évolution des symptômes et de la fonction, puis d'établir une première cotation chiffrée des troubles subjectifs et de leur **retentissement fonctionnel.**
De ces deux premières rubriques on tire deux premiers chiffres de cotation qui sont à comparer à celui tiré de la troisième rubrique: l'examen clinique proprement dit, ligamentaire passif, qui rend compte de la **laxité**, c'est-à-dire du déplacement anormal quantifiable des deux surfaces (voir Fig. 1 et 2).

Ces déplacements se font:
- soit en translations antérieure et postérieure: c'est le *tiroir,*

- soit en rotation axiale: c'est *la rotation interne ou externe* avec axe vertical,
- soit en déplacement angulaire avec rotation sur un axe antéro-postérieur charnière: c'est le *valgus* ou *varus* que Noyes et Grood [28] désignent sous le nom de rotation-valgus ou varus,
- soit en combinaison de *translation-rotation:* c'est *le tiroir rotatoire* ou *laxité translatoire-rotatoire* (Fig. 3).

Les déplacements en translation et rotation pures, c'est-à-dire respectivement par déplacement symétrique des deux plateaux tibiaux et rotation du tibia sur axe central vertical sont probablement assez rares (Fig. 3). Les exemples les plus purs sont en ce qui concerne les **translations:** les laxités simples atteignant un des deux ou les deux éléments du pivot central (le ligament croisé antérieur ou/et le liga-

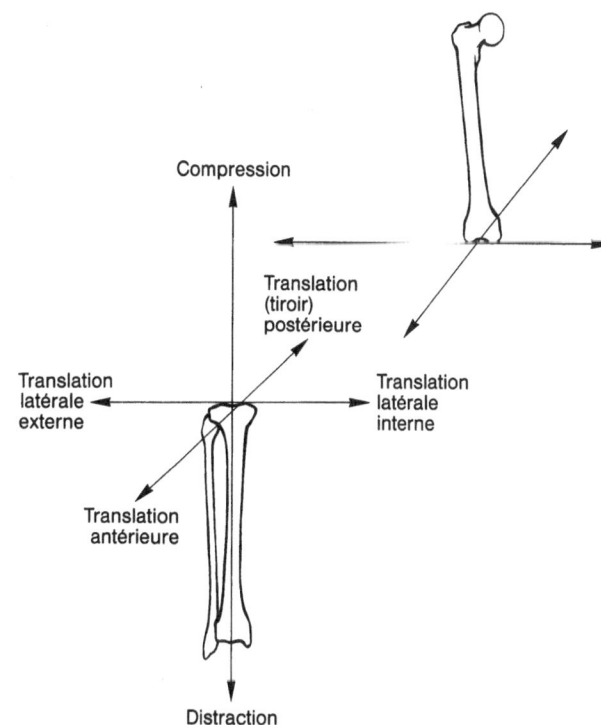

Fig. 1. Les trois plans de translation du tibia. Translations ou tiroirs antérieur ou postérieur, translations latérales externe ou interne, translations proximale ou distale, respectivement compression ou distraction. (Noyes et Grood [28])

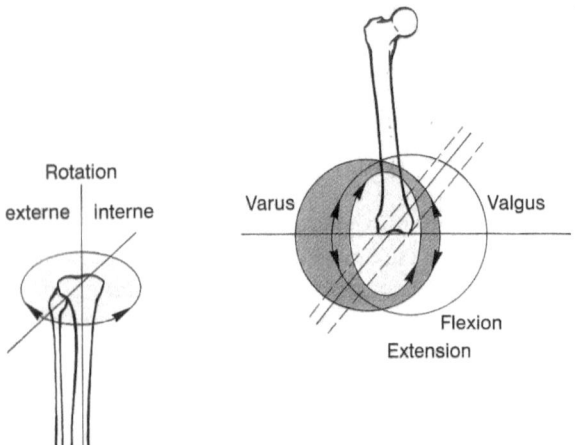

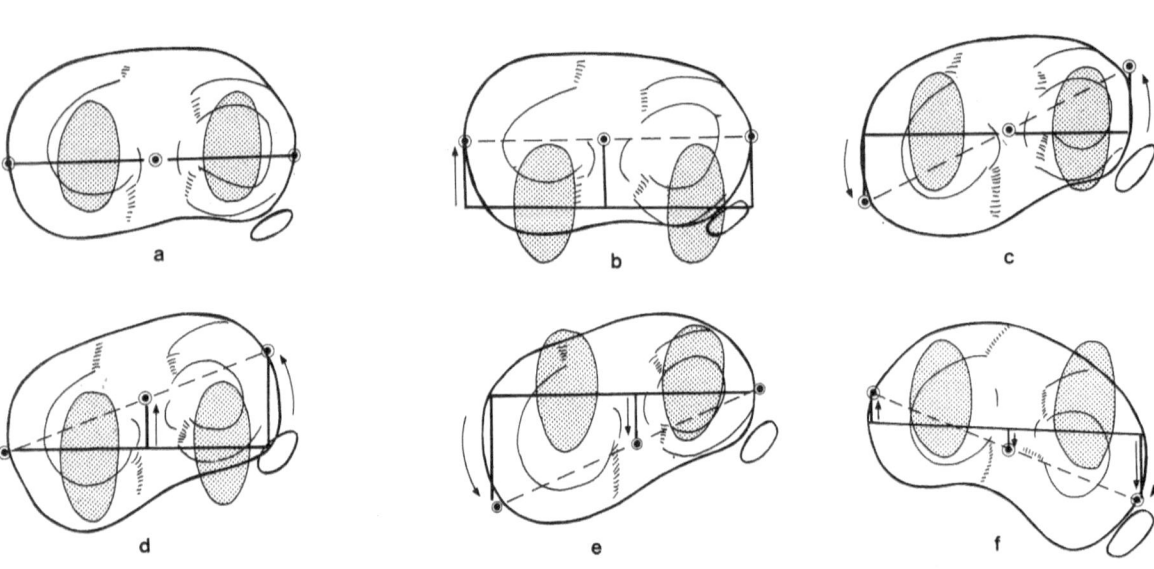

◁ **Fig. 2.** Les trois axes de rotation. Selon un axe vertical: rotation externe ou interne; selon un axe horizontal transversal: flexion-extension; selon un axe horizontal passant par la périphérie de l'articulation, axe interne donnant le valgus, axe interne donnant le varus. Les valgus et varus sont des déplacements angulaires. C'est pour cette raison que Noyes et Grood les désignent sous la forme de rotation-valgus, rotation-varus. (Noyes et Grood [28])

Fig. 3 a–g. Les déplacements du tibia par rapport au fémur

a position de réduction. *Déplacements élémentaires*
b translation antérieure pure: laxité antérieure simple par atteinte du LCA, globale par atteinte associée périphérique
c rotation pure (ici rotation interne), autour d'un axe central intègre, constitué par les deux ligaments croisés. Il n'y a donc pas de laxité antérieure rotatoire pure avec un croisé antérieur lésé ni de laxité postérieure rotatoire externe ou interne avec un ligament croisé postérieur lésé. *Rotation plus translation associées:* l'axe de rotation se déplace en périphérie, on ne peut donc plus parler de rotation pure mais de translation-rotation: c'est le tiroir rotatoire ou laxité translatoire-rotatoire. On définit ainsi le rapport T/R. Plus il y a de translation, plus il y a de chances de lésion du pivot central. Plus il y a de rotation par rapport à la translation, plus il y a de chances d'intégrité du pivot central

d translation antérieure du plateau tibial externe avec rotation sur un axe périphérique interne: tiroir rotatoire antéro-externe ou laxité translatoire-rotatoire antéro-externe
e translation postérieure du plateau tibial interne avec rotation sur un axe périphérique externe: tiroir rotatoire postéro-interne ou laxité translatoire rotatoire postéro-interne, par atteinte du LCP et des éléments périphériques postéro-internes
f rotation externe du tibia par rapport au fémur, mais sur un axe de rotation déplacé en dedans, en raison du relâchement simple du LCP dans cette position, déplaçant le centre de rotation en dedans et favorisant ainsi une translation postérieure du plateau tibial externe, qui peut augmenter s'il y a laxité postéro-externe périphérique, alors que le plateau tibial interne tourne vers l'avant. Il s'agit d'une laxité rotatoire postéro-externe, où la rotation R prédomine sur la translation T: le rapport $\frac{T}{R}$ diminue

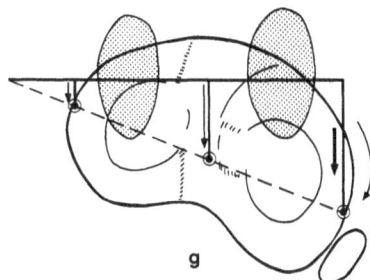

Fig. 3.g translation postérieure du plateau tibial externe prédominant sur celle du plateau tibial interne par laxité croissante de dehors en dedans, en passant par le pivot central rompu. L'axe de rotation se déplace d'autant plus loin en dedans de l'articulation que la laxité interne augmente. La translation prédomine sur la rotation: le rapport $\dfrac{T}{R}$ augmente.

C'est une laxité translatoire-rotatoire postéro-externe. (Noyes et Grood [28])

ment croisé postérieur) et les laxités directes globales associant une atteinte du pivot central à une atteinte *symétrique* des freins périphériques.

Quant aux deux *laxités rotatoires pures* les plus fréquentes et les moins contestées, ce sont:

- *la laxité rotatoire antéro-interne* sans atteinte du pivot antérieur, le ligament croisé antérieur (LCA), avec atteinte des freins interne et postéro-interne: le ligament latéral interne (LLI), le ligament postérieur oblique (LPO) et la corne postérieure du ménisque interne (Fig. 103 a):
- *la laxité rotatoire postéro-externe pure,* sans atteinte du ligament croisé postérieur (LCP), le pivot postérieur, atteignant les freins postéro-externes périphériques: le ligament latéral externe (LLE), le tendon poplité, le complexe arqué (Fig. 3 f).

Si les freins centraux à ces laxités antérieure et postérieure, le LCA pour la première et le LCP pour la seconde, sont atteints, il ne s'agit plus à proprement parler de laxité rotatoire à axe central, mais d'une combinaison *translation-rotation* qu'il faudrait alors appeler *laxité translatoire-rotatoire* ou encore *tiroir rotatoire,* le centre de rotation étant périphérique et les translations des plateaux tibiaux dans le même sens, inégales et asymétriques. On voit alors que le centre de rotation se déplace en dehors de l'articulation, et plus loin il sera, plus translatoire et moins rotatoire sera la laxité (Fig. 3 d–g).

On définit ainsi le rapport entre la translation et la rotation T/R qui peut localiser le centre de rotation: plus ce rapport est grand, plus le centre de rotation se déplace en périphérie, voire à l'extérieur de l'articulation (Fig. 3 d–g).

Les deux autres *laxités rotatoires, antéro-externe et postéro-interne,* sont plus contestées dans leur interprétation car la première paraît ne pas exister - ou peu - sans atteinte du pivot central antérieur, le LCA, et n'est donc plus rotatoire pure. La seconde n'existerait pas sur le plan théorique car elle n'est pas possible avec un LCP sain (Hughston [14], voir Fig. 97 a, b).

Ainsi sont définis:

- *la laxité,* mouvement anormal de deux surfaces articulaires, quantifié en centimètre ou en degré. C'est ce que Müller [26] appelle le «jeu» articulaire. Elle sera translatoire, rotatoire ou mixte, en valgus ou en varus, ou en hyperextension;

- *l'instabilité* symptôme fonctionnel, sensation d'articulation mal assurée qui, utilisée dans un sens large et général, peut être due à une diversité de causes, parmi lesquelles la laxité articulaire. Elle est toujours pathologique. Le terme «instability» utilisé chez les anglo-saxons pour parler de laxité ne doit plus être utilisé comme tel;

- *le handicap fonctionnel,* secondaire à l'instabilité et aux autres troubles fonctionnels. Il est dû à des pertes de performance à des degrés divers par perte de contrôle de l'articulation. Il est également quantifiable.

L'examen clinique permet ainsi:

- de quantifier les *symptômes* (Tableau 1) et la *fonction* du genou (Tableau 2), ainsi que d'évaluer le *pourcentage* du niveau d'activité du genou: c'est *la valeur fonctionnelle du genou;*
- de quantifier la *laxité* anatomique;
- de connaître le ou les ligaments lésés (Tableau 3 de relation anatomo-clinique de Noyes et Grood) [28];
- d'établir une cartographie anatomique lésionelle: c'est le topogramme coté de Müller [26] (voir Fig. 128).

Ces chiffres sont obtenus grâce à la cotation du groupe français ARPEGE, du groupe international d'études du LCA de l'AOSSM et de Torg.

Cette séméiologie ligamentaire sera décrite en référence aux auteurs qui ont donné leur nom à un test particulier. Le lecteur trouvera dans ce document, différents auteurs effectuant eux-mêmes leur test, et auxquels l'auteur de ce travail a rendu visite.

Il manque un chapitre de description anatomique et de bio-mécanique du genou; ce point a largement été traité dans les six références majeures suivantes:

- *«The Knee, Form and Function»*. Werner Müller. Springer-Verlag, 1983.
- *«L'illustré du genou»*. Gilles Bousquet et Jean-Luc Rhenter. Editions G. Mure, Le Coteau, 1982.
- *«Classification des laxités du genou»*. Jack C. Hughston, du J. Bone Joint Surg. [Am], 1976.
- *Diagnosis of Knee Ligament Injuries Biomechanical Precepts. Diagnosis and Classification of Knee Ligament Injuries*. Frank H. Noyes and Edward Grood. E. S. K. A., Oct. 86.
- *The Crucial Ligament*. John A. Feagin. Churchill Livingstone, 1988.
- *The Knee*. Philippe Ségal et Marcel Jacob. Wolfe Medical Publications Ltd., 1983.

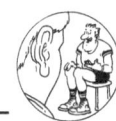

L'histoire du traumatisme initial: écouter

En effet, plus que d'un interrogatoire, il s'agit d'une écoute: «Laisser le patient raconter sa propre histoire» (O'Donnoghue). Les premières phrases entendues du patient permettent de retrouver le déroulement du traumatisme et la position forcée du genou au moment de la lésion ligamentaire. D'ores et déjà, on se fait une première idée du ligament potentiellement lésé.

Voici, selon Losee [24], quelques exemples de phrases habituellement entendues chez les patients interrogés pour «entorse» du genou:

«A la réception d'un saut, je suis tombé sur le pied d'un autre joueur» (Fig. 4).

«J'ai reçu le coup à la face externe du genou» (Fig. 5).

«En me retournant, mon pied est resté bloqué» (Fig. 6).

«J'ai ressenti comme une déchirure, ou quelque chose qui lâchait brutalement» (Fig. 7).

«Mon genou s'est tordu, car ma fixation de ski n'a pas cédé» (Fig. 8).

«Je descendais l'escalier en courant et lorsque je me suis arrêté brutalement mon genou s'est dérobé» (Fig. 9 a).

«En me relevant, j'ai senti comme un craquement dans le genou!» (Fig. 9 b).

«J'ai sauté du camion et mon genou s'est tordu lorsque j'ai touché le sol» (Fig. 10).

«Je ne sais pas ce qui s'est passé, je suis tombé de ma moto» (Fig. 11).

«Mon genou s'est mis en hyperextension» (Fig. 12).

Il est des *mécanismes élémentaires* qui peuvent être responsables de lésions ligamentaires particulières.

Le *valgus ou le varus pur,* par exemple, commencent à léser les éléments périphériques tels les ligaments latéraux, freins primaires au valgus-varus (Grood et coll. [9]) puis, si les forces en valgus ou varus se poursuivent, les angles du semi-membraneux ou du poplité, et enfin les ligaments croisés antérieur et postérieur (Fig. 13), freins secondaires (voir Tableau 3).

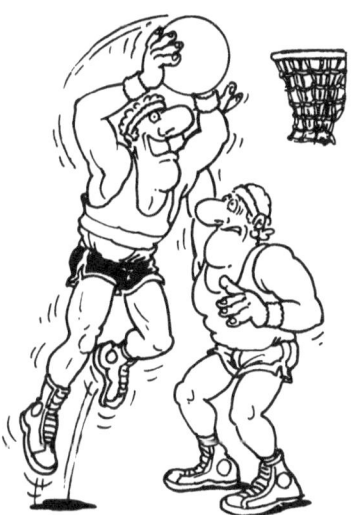
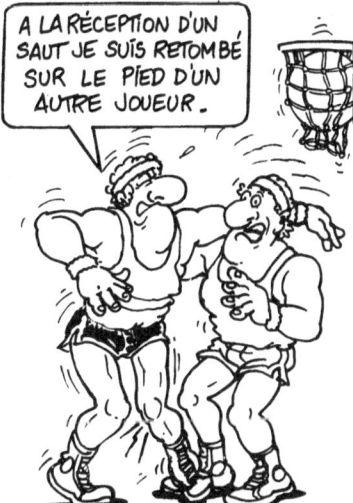
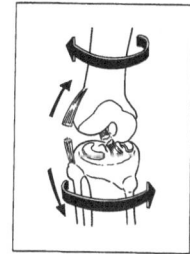

Fig. 4. Cette illustration montre un mécanisme d'entorse du genou: à la suite d'une réception de saut, se produit un mouvement forcé en flexion-valgus-rotation externe qui lèse d'abord les éléments périphériques internes, postéro-internes (ligament postérieur oblique), puis le ligament croisé antérieur

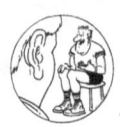

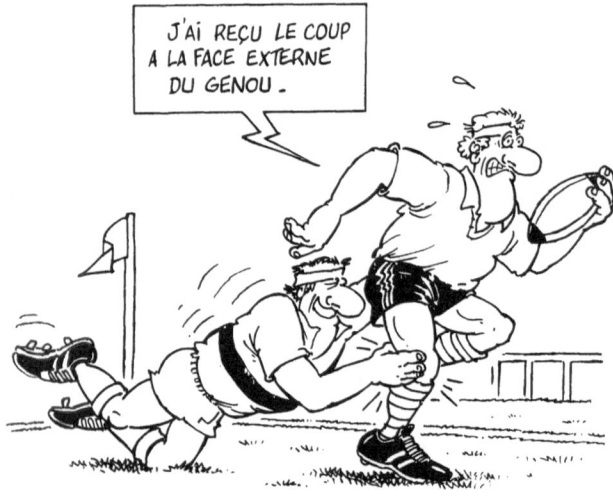

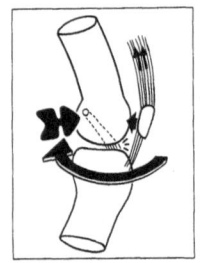

Fig. 5. Cette illustration montre un mécanisme d'entorse du genou par traumatisme direct à la face postéro-externe de l'articulation, comme dans ce «placage», avec mouvement forcé en flexion-valgus rotation externe

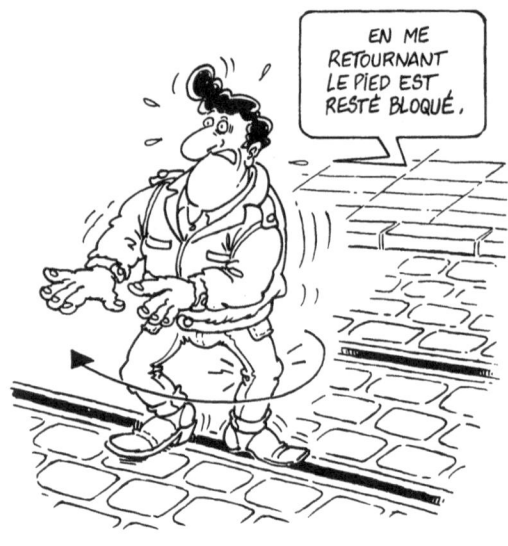

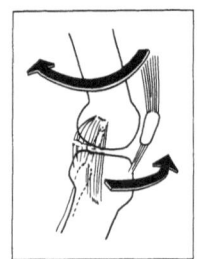

Fig. 6. Cette illustration montre un mécanisme en rotation pure, genou fléchi. Cette rotation externe lèserait préférentiellement les éléments capsulo-ligamentaires périphériques, en particulier le ligament postérieur oblique, ou point d'angle postéro-interne

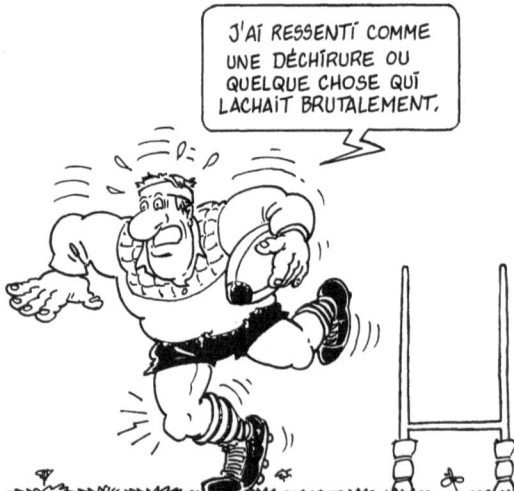

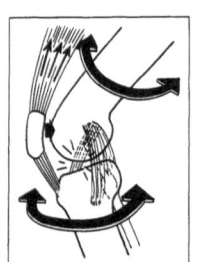

Fig. 7. Cette illustration montre un mécanisme d'entorse du genou sans traumatisme direct comme cela peut se rencontrer dans la course avec changement de direction (crochet), le genou se trouvant alors dans une position forcée de pivot, soit en rotation interne, soit en rotation externe. Il arrive par conséquent que sans traumatisme direct, le patient sente une déchirure, un craquement, caractéristiques de l'entorse du genou

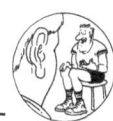

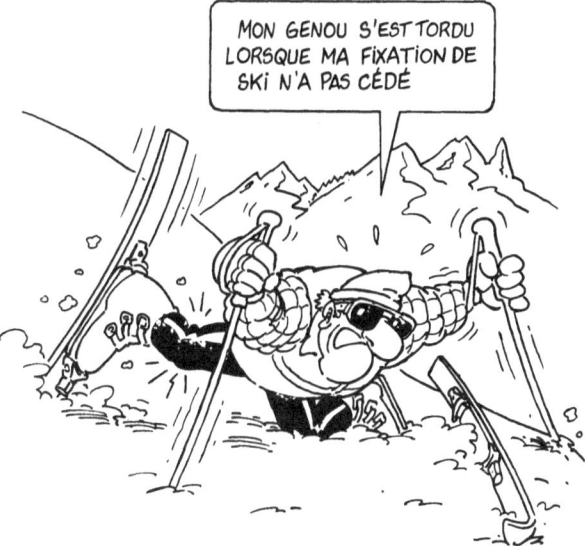

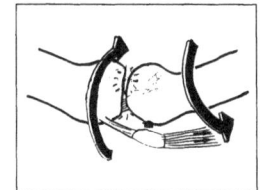

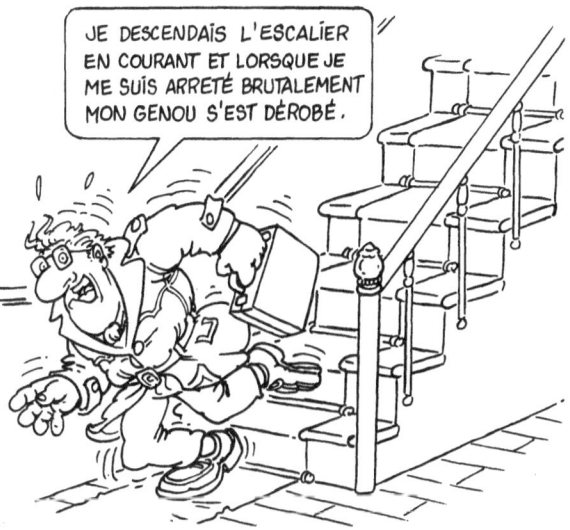

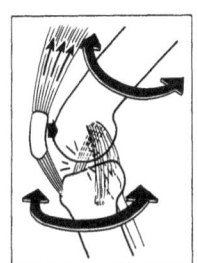

Fig. 8. Mécanisme extrêmement fréquent d'entorse du genou par chute de ski: la fixation ne cède pas. Les mécanismes les plus fréquents d'entorse sont alors en flexion-valgus rotation externe, qui lèsent d'abord les éléments internes et postéro-internes, puis le LCA

Fig. 9. a Cette illustration montre une autre possibilité de rupture ligamentaire sans traumatisme direct: dans ce cas de descente rapide d'escalier, la contraction violente du quadriceps à la réception peut être à l'origine de rupture ligamentaire par effet «fronde» (voir Fig. 83)

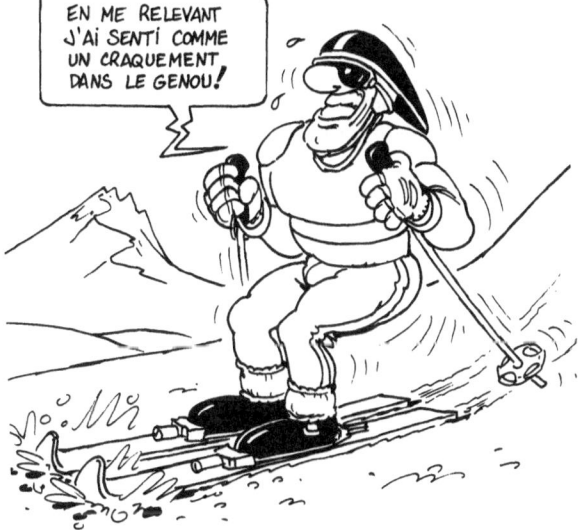

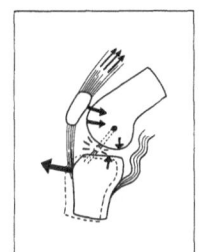

Fig. 9. b La contraction musculaire chez ces skieurs très musclés suffit, par l'effet «fronde», pour rompre le LCA. Il y a aussi absence de coordination des muscles antagonistes ischio-jambiers

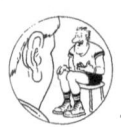

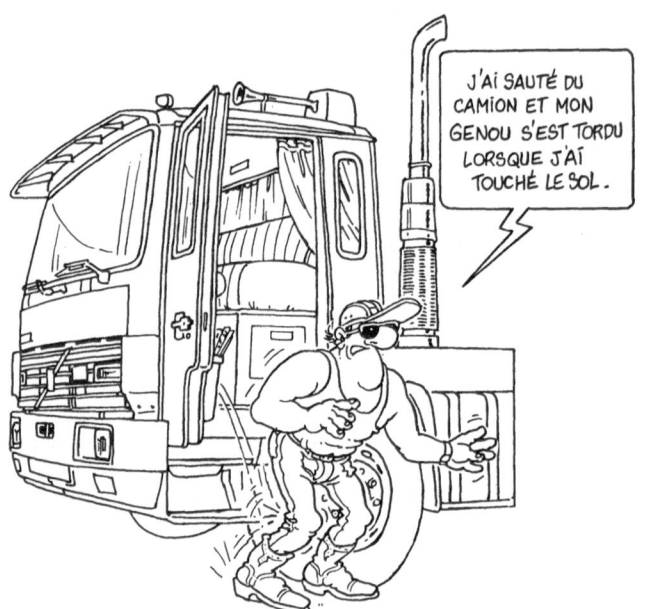

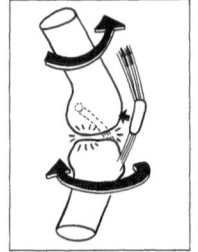

Fig. 10. Cette illustration met en évidence le même mécanisme qu'à la figure 9: torsion du genou en sautant d'une certaine hauteur, et contraction du quadriceps, antagoniste du ligament croisé antérieur

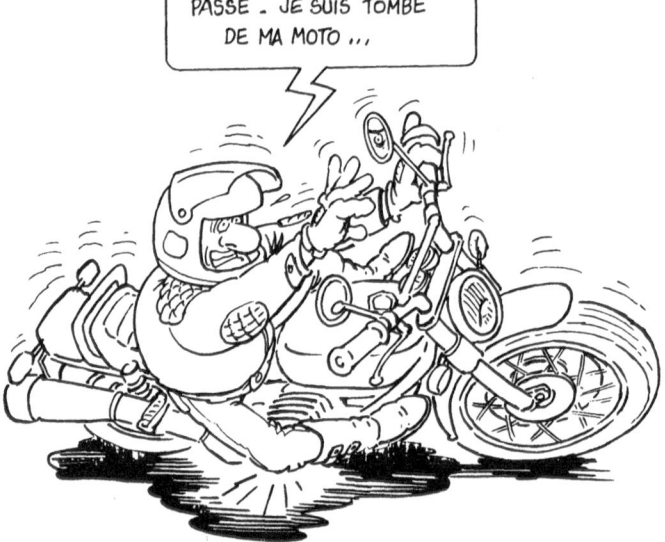

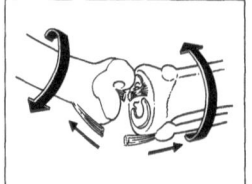

Fig. 11. Cette illustration montre la possibilité de lésion ligamentaire dans un mouvement forcé provoqué par une position forcée du genou ici, flexion-varus-rotation interne, aggravée par l'inertie et le poids de la moto

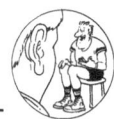

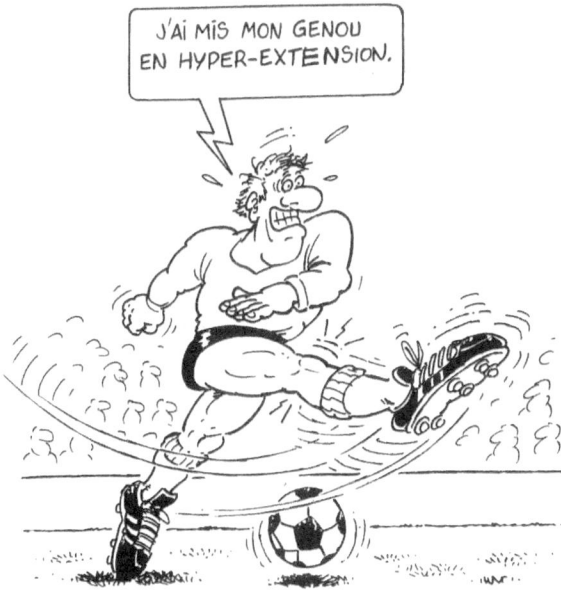

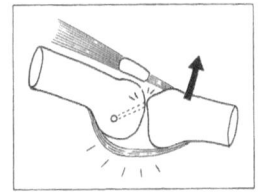

Fig. 12. Cette illustration montre un mécanisme de rupture du croisé antérieur associé ou non à une rupture des éléments postéro-internes ou postéro-externes dans un moment d'hyperextension: le ligament croisé antérieur vient buter contre l'encoche de Grant qui agit comme un chevalet vis-à-vis d'une corde tendue

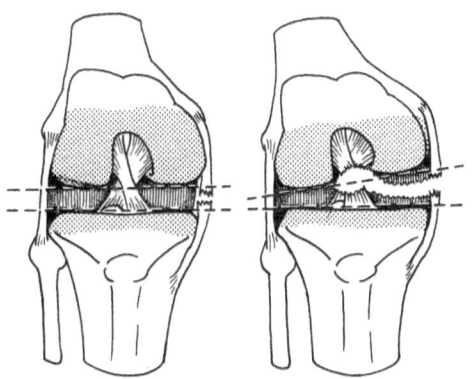

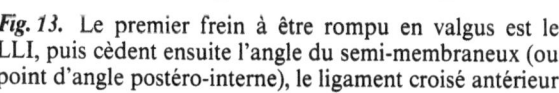

Fig. 13. Le premier frein à être rompu en valgus est le LLI, puis cèdent ensuite l'angle du semi-membraneux (ou point d'angle postéro-interne), le ligament croisé antérieur (LCA), le ligament croisé postérieur (LCP) et le complexe arqué externe ou angle du poplité ou point d'angle postéro-externe. (Müller [26])

Il peut s'agir aussi de mouvements en *rotation*. La rotation externe léserait les éléments périphériques (voir Fig. 6), alors que la rotation interne léserait ceux du pivot central en commençant par le LCA (Fig. 14).

▷

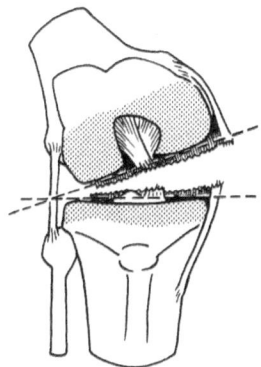

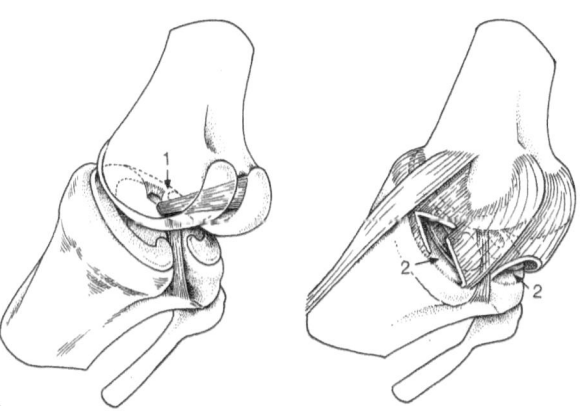

Fig. 14. En hyperextension, le bord antérieur du LCA vient buter contre l'encoche de Grant *(1)* et s'y rompt comme une corde tendue sur un chevalet, mais les éléments postéro-externes et internes peuvent aussi être lésés *(2)*. (Bousquet [1]; Hughston [14])

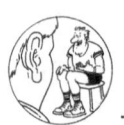

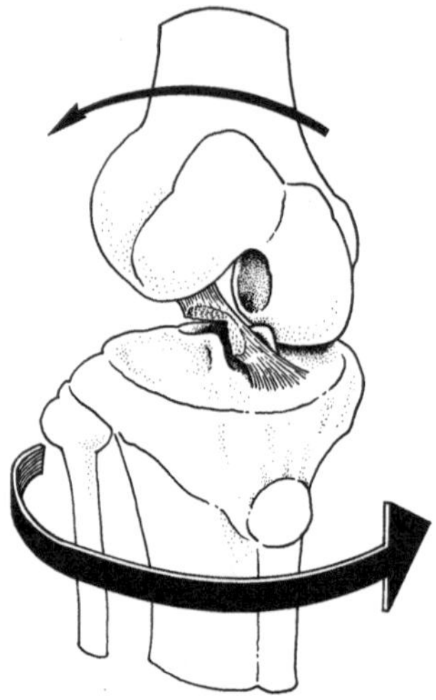

Fig. 15. La rotation interne peut être responsable d'une rupture du LCA car ce ligament se tend dans ce mouvement forcé, comme dans un tir du pied par le bord externe. Le risque de rupture augmente s'il y a varus forcé. En fait, il arrive plus souvent que, pieds fixés et genou en charge, la cuisse et le corps se mettent en rotation externe. C'est d'ailleurs un mécanisme de pensée qu'il faudrait adopter à propos des lésions ligamentaires du genou: penser en mouvement du fémur par rapport au tibia et non l'inverse. (Bousquet [1]) ▷

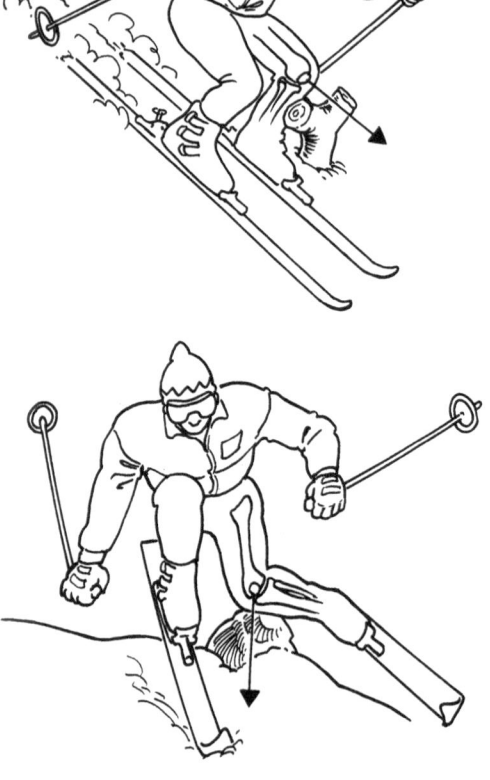

Fig. 16 et 17. Le traumatisme sagittal antéro-postérieur rompt le LCP (Fig. 16 en haut) et les chutes de ski sur le genou reproduisent le même mécanisme (Fig. 17 en bas). (Palmer [29])

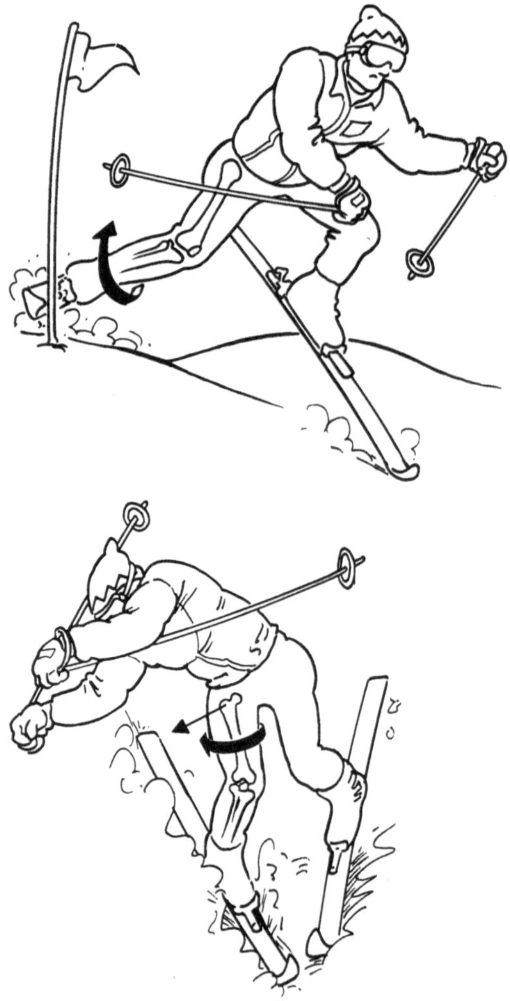

Fig. 18 et 19. Les chutes de ski, entraînant un mouvement forcé en flexion-valgus-rotation externe du tibia (Fig. 18 en haut) mais aussi rotation interne du fémur (Fig. 19 en bas), lèsent le plus souvent les éléments internes, puis le LCA (Palmer [29]). Mais penser là aussi aux lésions périphériques, en particulier postéro-externes associées. (Bousquet [1])

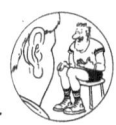

Quant à l'hyperextension (Fig. 12 et 15), elle rompt d'abord le LCA lorsqu'il vient buter par son bord antérieur sur l'encoche de Grant intercondylienne. Il est exceptionnel, toutefois, que cette hyperextension lèse uniquement le LCA. Elle peut en effet léser également les éléments postérieurs, en particulier, postéro-externes (Fig. 15, Bousquet [1], Hughston [14]).

Les traumatismes antérieurs au niveau de l'extrémité supérieure du tibia, traumatisme sagittal antéro-postérieur, peuvent léser le ligament croisé postérieur (Fig. 16 et 17, Palmer [29]).

En fait, ces *mouvements élémentaires* sont souvent *intriqués*. Citons les plus fréquemment évoqués:

- la combinaison *flexion-valgus-rotation externe,* mouvement forcé rencontré dans les chutes de ski (Fig. 18 et 19, Palmer [29]) et les chocs postéro-externes (voir Fig. 4–6 et 8). Ce mouvement lèse en premier les éléments périphériques: ligament latéral interne puis ligament postérieur oblique (point d'angle postéro-interne), puis le LCA, associé ou non à une atteinte méniscale. Mais il faut aussi penser à la possibilité de lésions postéro-externes (Bousquet [1]). La combinaison *flexion-varus-rotation interne* comme dans la réception de saut d'un joueur sur le pied d'un autre joueur (Fig. 20), ou une chute de moto (voir Fig. 11) lèse en premier le ligament fémoro-tibial antéro-externe (LFTAE), puis le ligament croisé antérieur, et enfin les éléments externes.

- la combinaison *hyperextension-varus-rotation interne* comme dans l'accident survenu chez un coureur qui se prend le pied dans une ornière ou un trou, lèse les éléments postéro-externes: le ligament latéral externe (LLE), le tendon poplité, le complexe arqué (point d'angle postéro-externe) avec ou sans atteinte du nerf sciatique poplité externe (SPE), atteinte ou non du ménisque externe, atteinte ou non du tendon du biceps. On peut dénombrer, au total à ce niveau, six lésions élémentaires.

Les *contractions musculaires* peuvent également figurer parmi les causes possibles de ruptures ligamentaires, le mécanisme élémentaire étant la mauvaise coordination dans la contraction agoniste-antagoniste. Citons pour exemples:

- un skieur qui descend une pente en position de «l'oeuf» et se relève brutalement en bas de piste en contractant vivement son quadriceps: cela rompt le LCA si la tension sur ce ligament n'est pas équilibrée par une contraction antagoniste de la même valeur que celle des ischio-jambiers. Le skieur ressent alors une vive douleur, un craquement caractéristique, puis dans les deux heures qui suivent un gonflement du genou (Fig. 9b);
- un sauteur en longueur, qui à la réception du saut, rompt son LCA par excès de contraction du quadriceps;
- les sauts d'une certaine hauteur, les réceptions de saut en général (voir Fig. 9a et 10).

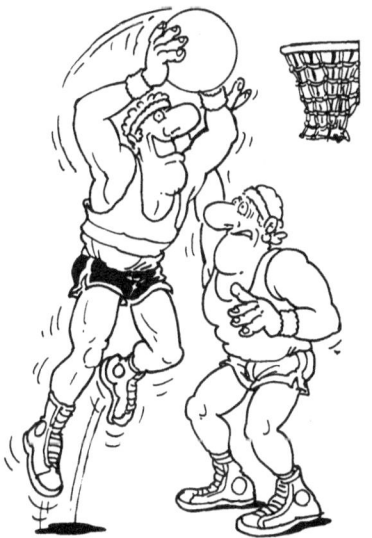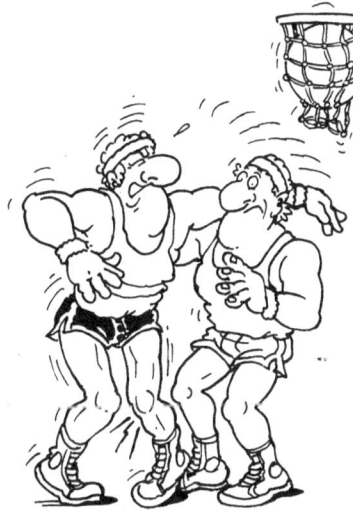

Fig. 20. «A la réception d'un saut je suis retombé sur le pied d'un autre joueur» (Losee). Les réceptions de saut en flexion-valgus rotation interne sont responsables de lésions du ligament fémoro-tibial antéro-externe (LFTAE), de lésions, du LCA, puis du LLI

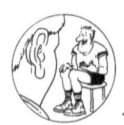

On peut admettre le même mécanisme dans les *tirs en hyperextension* mal retenue par une insuffisance de contraction des ischio-jambiers (voir Fig. 12).

Au terme de cette écoute orientée il est donc généralement possible de préciser le mécanisme du traumatisme initial, la notion du craquement ressenti (signe pratiquement certain de rupture ligamentaire), la douleur et l'incapacité fonctionnelle, en sachant que la reprise ou l'arrêt immédiat du sport en cours ne laisse rien présager de la gravité de la lésion ligamentaire. Enfin, *le gonflement* articulaire précoce à la fin de la deuxième heure après le traumatisme (Noyes [27]) signifie toujours une hémarthrose qui doit faire penser soit à une rupture du LCA (59% des cas, Dehaven [2]), soit à une fracture ostéochondrale, soit à une déchirure capsulaire simple.

Les symptômes secondaires

Il faut là aussi, savoir laisser parler le patient, les manifestations fonctionnelles dont il se plaint pouvant s'exprimer selon Losee, de la façon suivante:

«Je dois toujours penser à mon genou» (Fig. 21).

«Je ne peux plus lui faire confiance» (Fig. 22).

«Si je pose mal le pied en descendant d'un trottoir, mon genou lâche» (Fig. 23).

«J'ai du mal à descendre une colline» (Fig. 24).

«J'ai du mal à marcher le long d'une pente» (Fig. 25).

«Les pentes humides et la glace sont des dangers pour moi» (Fig. 26).

«Je ne peux m'arrêter brusquement en fin de course» (Fig. 27).

«J'ai mal lorsque je pose mon pied dans l'étrier» (Fig. 28).

«Je me réveille la nuit et dois remettre mon genou en place» (Fig. 29).

«J'ai poussé une voiture en panne et mon genou s'est déboîté» (Fig. 30).

«Je préfère le crawl à la brasse» (Fig. 31).

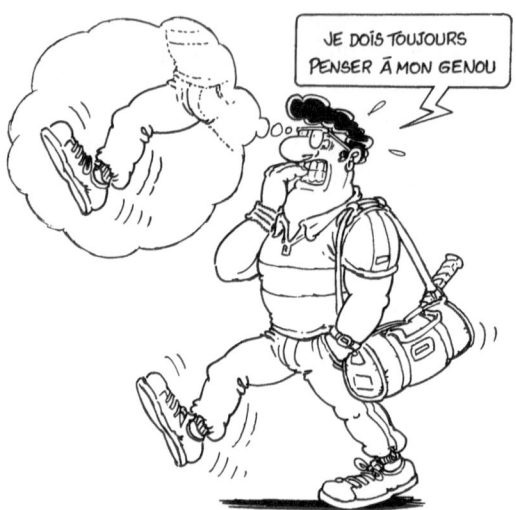

Fig. 21. Cette illustration rend compte de la difficulté de contrôle du genou laxe, c'est-à-dire que lorsque le patient peut contrôler musculairement sa stabilité il ne ressent pas de signes fonctionnels, mais lorsque son genou est abandonné à la laxité passive sans contrôle volontaire, les phénomènes d'instabilité apparaissent. Le but de la réduction est d'assurer un contrôle musculaire réflexe de la stabilité

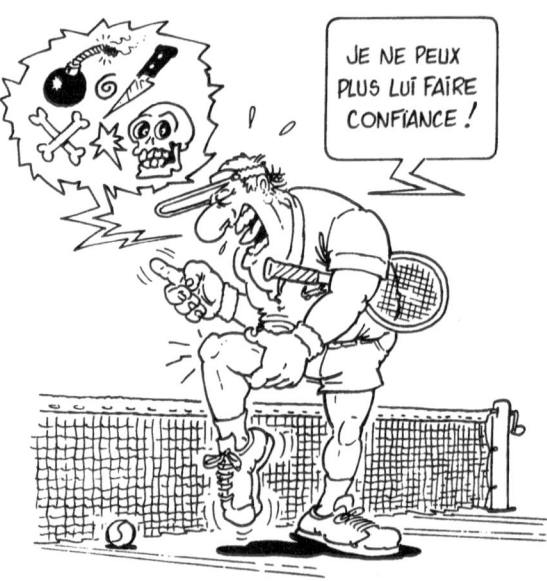

Fig. 22. Cette illustration montre la perte fréquente du contrôle proprioceptif de la stabilité, associée à la déficience ligamentaire passive

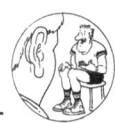

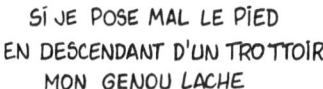

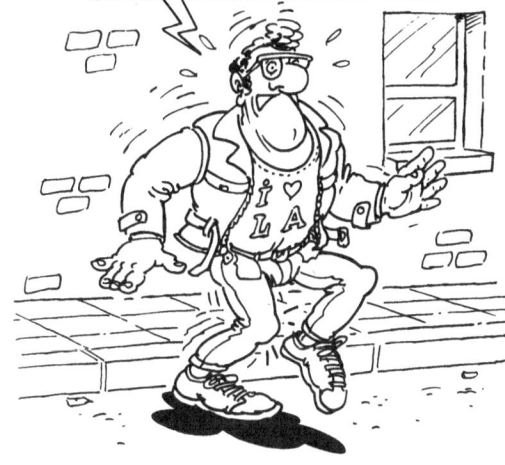

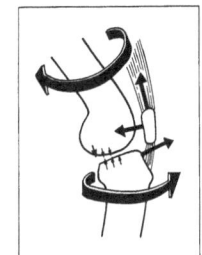

Fig. 23. Cette illustration montre la position d'instabilité d'un genou laxe: rotation interne de la jambe, flexion de genou, pied fixé, puis rotation externe de cuisse et du corps qui subluxe en arrière le condyle fémoral externe

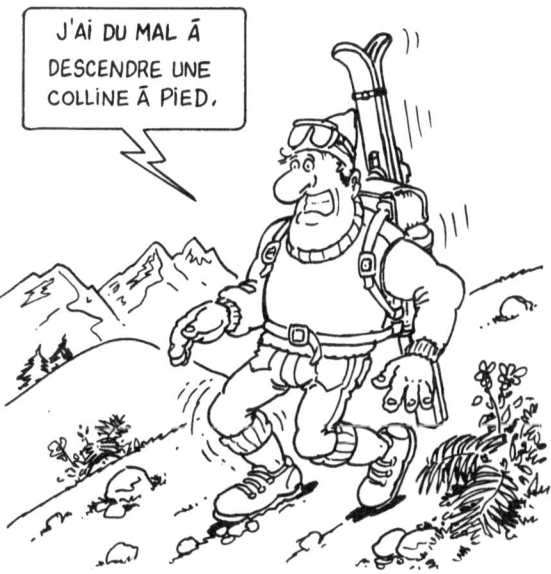

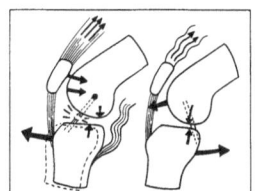

Fig. 24. On voit que ce symptôme fonctionnel n'est pas rencontré que dans les syndrômes rotuliens, il l'est aussi dans les laxités ligamentaires antérieures où la contraction active forte du quadriceps, comme ici, dans une descente de pente, entraîne et favorise la subluxation antérieure du plateau tibial externe. On rencontre également ce symptôme dans les laxités postérieures, le tibia glissant en arrière par déficience du quadriceps

«Je ne peux jouer au squash que si je reste dans une position de flexion» (Fig. 32).

«Lorsque j'effectue un saut, je retombe sur la bonne jambe» (Fig. 33).

«Je fais des tas et des tas de séances de rééducation mais mon genou me lâche toujours» (Fig. 34).

«Ils m'ont enlevé mes ménisques mais mon genou lâche toujours» (Fig. 35).

«Depuis la dernière fois qu'il s'est dérobé, il est encore plus lâche. Il lâche même dans l'attelle de Lenox-Hill» (Fig. 36).

On retrouve les symptômes sous quatre rubriques:

- instabilité fonctionnelle avec des phénomènes de dérobement ou de déboîtement,
- gonflement articulaire,
- douleur,
- enraidissement.

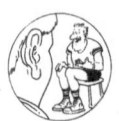

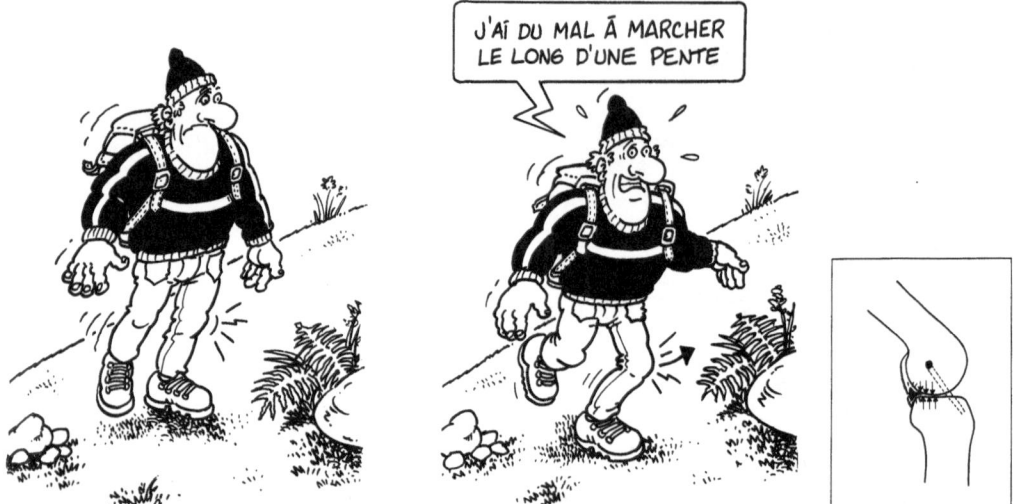

Fig. 25. Cette manifestation fonctionnelle met en évidence l'importance de la compression du compartiment externe sur un genou en valgus, situé en amont, sur une pente. La compression externe est en effet un élément très important de la production du ressaut d'instabilité

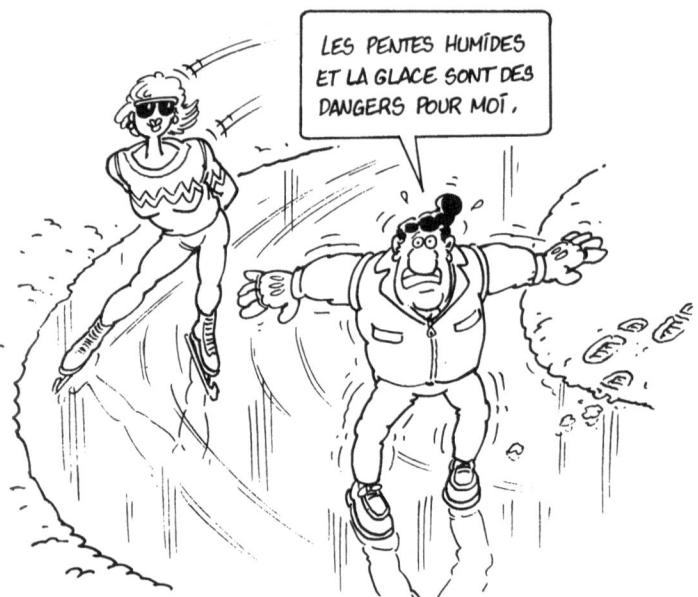

Fig. 26. Cela montre la perte de la sensation proprioceptive dans les laxités chroniques, sensation qui tend à s'améliorer avec la rééducation. L'appréhension et la perte de confiance dans la stabilité du genou constituent les maîtres-symptômes fonctionnels de la laxité ligamentaire

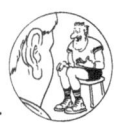

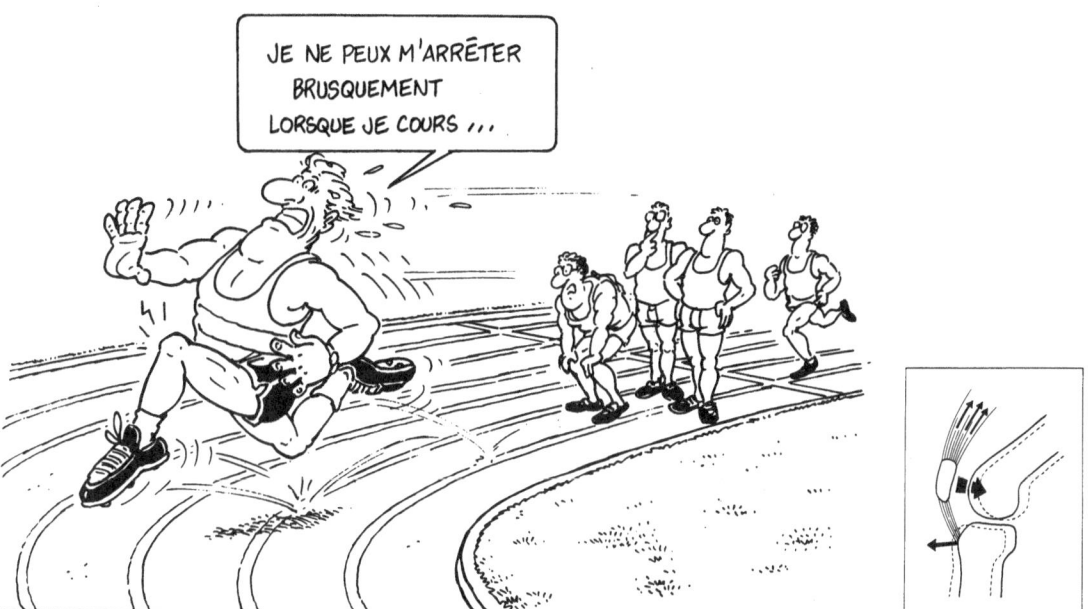

Fig. 27. Cette manifestation fonctionnelle illustre la perte de confiance dans le genou laxe et surtout le rôle très important du quadriceps dans la production de l'instabilité. Ce muscle agit en force au moment de la décélération

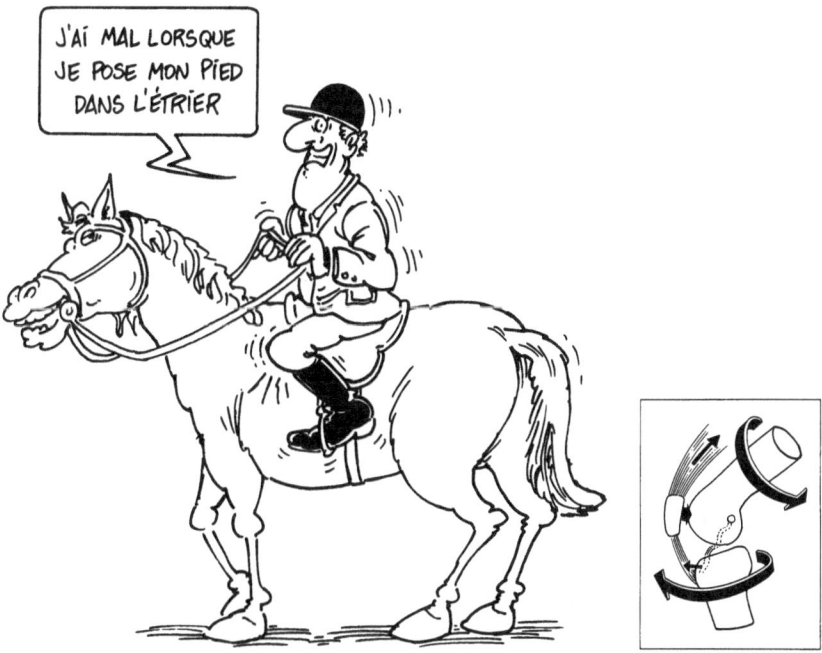

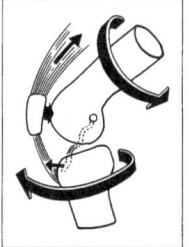

Fig. 28. Ce symptôme illustre le rôle de la rotation interne qui est ici la position nécessaire pour mettre le pied à l'étrier. Cette rotation interne, entre 10° et 40° de flexion du genou, est une position d'instabilité. Le patient compense en fléchissant le genou à 90°, position de stabilité dans les ruptures de LCA

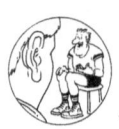

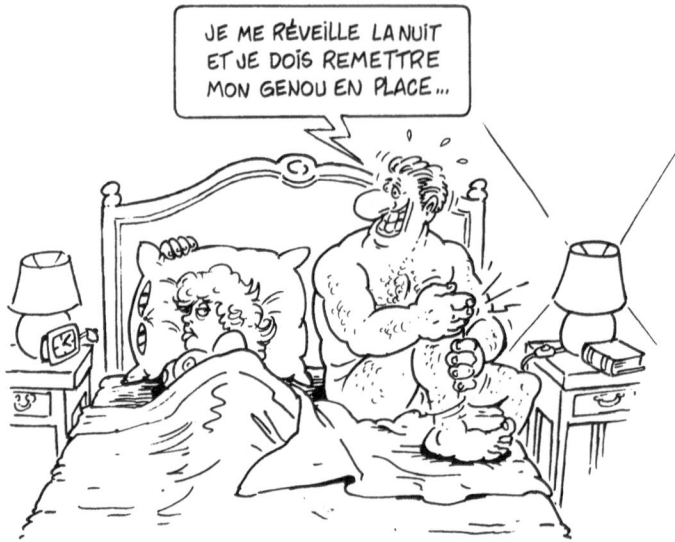

Fig. 29. Ce symptôme «remettre son genou en place», n'est pas forcément un phénomène de blocage nocturne, il s'agit probablement d'un phénomène de déboîtement que le patient ressent au cours de son sommeil. Il est couché sur le côté gauche. Son genou droit est le genou lésé. Cette position et le creux du lit entraînent un valgus du genou et une compression externe. La couverture met le pied et la jambe en rotation interne. Le genou se subluxe et le réveille (voir test n° 2 de Slocum). Là, il a l'impression en le fléchissant que son genou s'est remis en place (Fig. 82)

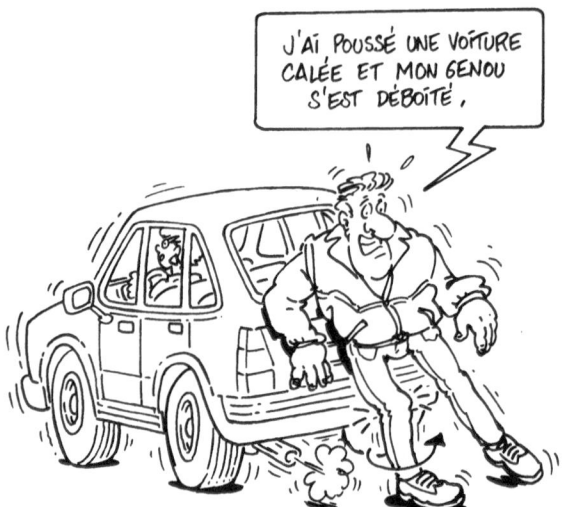

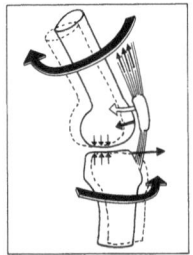

Fig. 30. La position pour pousser une voiture en panne, surtout lorsque le patient pousse latéralement, genou lésé en amont et pied en rotation interne, illustre de rôle important des trois éléments dans la production des ressauts d'instabilité: rotation interne, valgus et compression externe

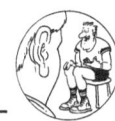

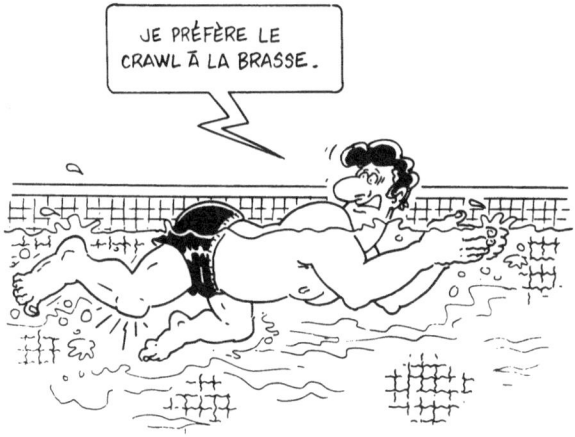

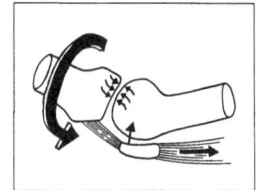

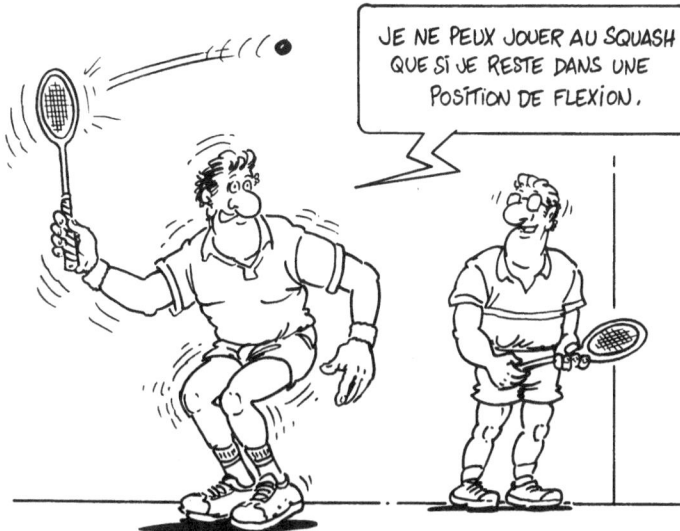

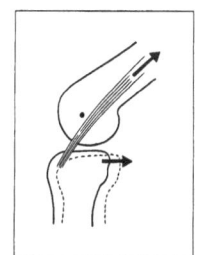

Fig. 31. La brasse est en effet un mouvement de natation généralement mal vécu par les patients porteurs d'un genou instable, car ce mouvement met le compartiment externe en compression, éventuellement avec des phénomènes de rotation interne

Fig. 32. Cette position de flexion au-delà de 40° illustre la position de stabilité du genou, non génératrice du ressaut d'instabilité

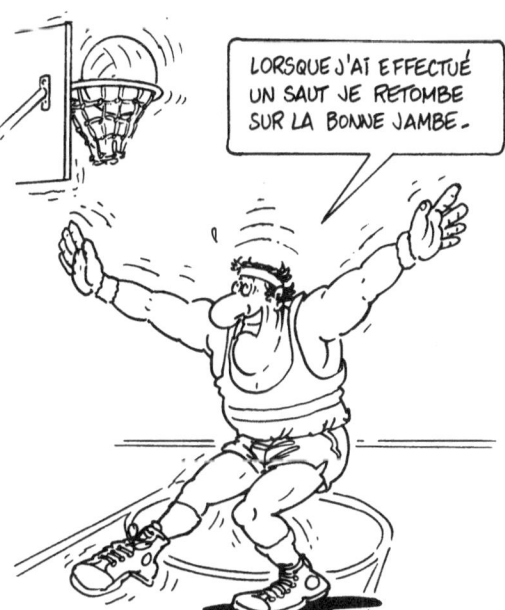

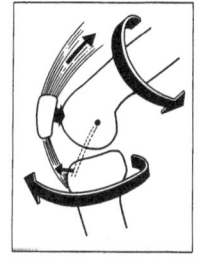

Fig. 33. Les réceptions de sauts sont en effet très mal supportées par le genou lésé car à la réception se produisent non seulement des mouvements en flexion-valgus ou flexion-varus, mais aussi des contractions importantes du quadriceps, génératrices du ressaut d'instabilité. Cela expose le genou aux incidents d'instabilité

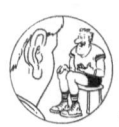

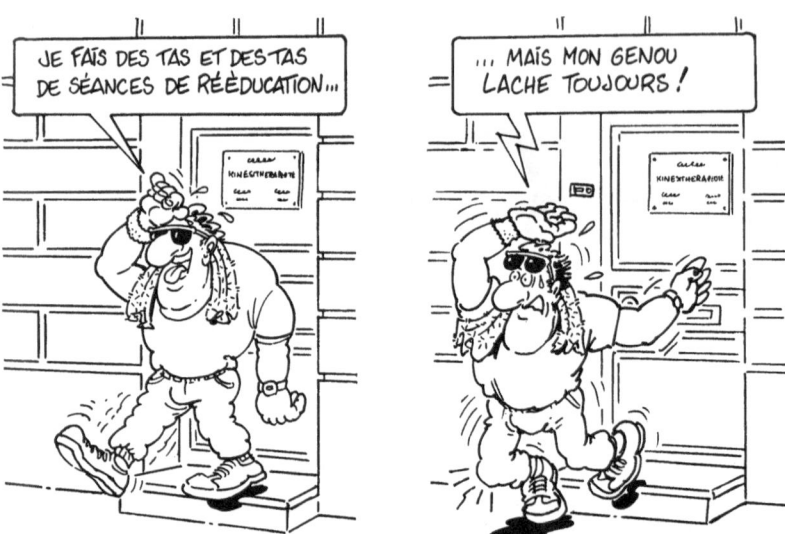

Fig. 34. La rééducation bien que facteur de restabilisation active et de rééducation des réflexes de posture, pour améliorer la proprioceptivité du genou, peut ne pas suffire à stabiliser un genou laxe. Cela dépend probablement de la structure anatomique des ligaments qui fait qu'ils ne peuvent être «activés» et retendus par l'action musculaire. (Müller [26])

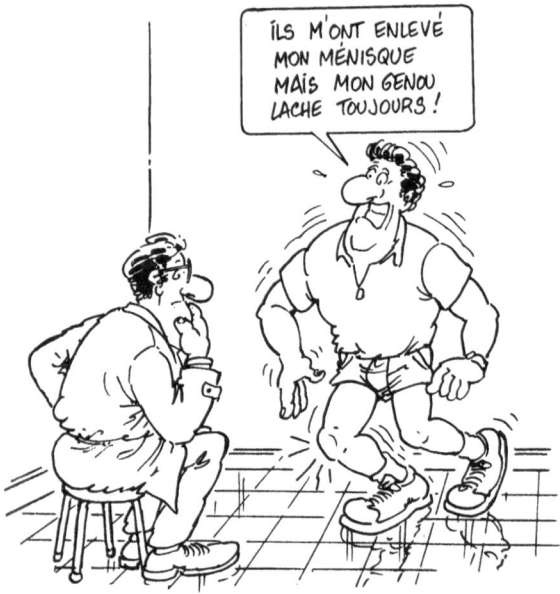

Fig. 35. C'est à l'écoute d'un joueur de hockey américain que Mac Intosh a cherché les causes d'une instabilité d'un genou. Le patient lui avait dit: «Quand je pivote, mon genou lâche» - «When I pivote my knee shifts». Mac Intosh a reproduit cette sensation de dérobement, de glissement du genou sur la table d'examen. Le signe du «pivot shift» de Mac Intosh a donc d'abord été décrit comme un signe fonctionnel d'instabilité et ensuite relié à une laxité ligamentaire par déficience du croisé antérieur. Il s'agit désormais d'un ressaut de laxité objective mis en évidence à l'examen clinique et non plus d'un signe fonctionnel. Mais ce «pivot shift» peut être symptômatique, c'est pour cette raison que certains auteurs différencient le «pivot shift» symptômatique du «pivot shift» asymptômatique

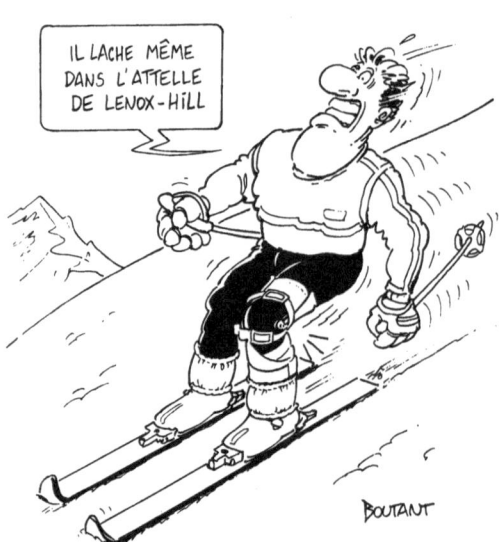

Fig. 36. Cela illustre les limites des attelles de restabilisation passive dont le chef de file chronologique est l'attelle de Lenox-Hill, qui ne peut empêcher totalement la compression externe ou le déplacement éventuel du tibia sur le fémur. Cela n'en nie pas pour autant l'efficacité dans bon nombre de cas

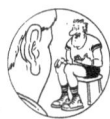

L'instabilité fonctionnelle

L'instabilité a été définie et elle se manifeste sur le plan clinique par deux phénomènes différents: le *dérobement* et la sensation de *déboîtement*.

Le *dérobement* («giving way» des anglo-saxons) est donc la perte brutale du contrôle de l'extension du genou qui se met subitement en flexion par réflexe ou par inhibition momentanée du quadriceps. Ce dérobement peut s'accompagner d'une chute lorsqu'il n'y a pas de possibilité de rattrapage. Le dérobement est différent de la sensation de *déboîtement,* que peut très bien décrire le patient. Celui-ci décrit en effet au cours d'un mouvement qui est habituellement un mouvement de pivot, une sensation de déplacement des surfaces articulaires tibiale et fémorale l'une par rapport à l'autre, comme une subluxation; cette sensation de déboîtement de l'articulation du genou n'a pas d'équivalent en langue anglaise. Ce symptôme est très régulièrement décrit par le patient et on peut l'aider en lui montrant deux poings glissant l'un sur l'autre brutalement en rotation. Il arrive que le patient le décrive lui-même spontanément de cette manière.

Le dérobement et le déboîtement sont les *maîtres-symptômes* de l'insuffisance ligamentaire passive du genou. Ils ne sont cependant pas pathognomoniques: une atteinte rotulienne peut en effet être responsable du dérobement.

Le gonflement articulaire

Le patient décrit lui-même ce phénomène de gonflement articulaire et c'est un élément là aussi capital de la séméiologie du genou.

Il est important, au moment de l'analyse du traumatisme initial, de préciser si le gonflement global du genou est apparu avant un délai de deux heures qui suit ce traumatisme. En ce cas, il est alors pratiquement toujours de signe d'une *hémarthrose.*

Or, lorsqu'il y a hémarthrose, il existe une rupture du croisé antérieur dans 72% des cas pour Noyes [28] dans 59% des cas pour Dehaven [2].

Le gonflement apparu le lendemain signifierait plutôt une *hydarthrose* réactionnelle et a moins de signification lésionnelle.

Dans les laxités chroniques, l'hémarthrose récidivante serait selon Trillat un signe d'élongation progressive du LCA. Il est alors désigné sous le nom de *«rupture chronique du LCA».*

Il est donc important de toujours faire préciser au patient cette notion de gonflement, sans parler précisément d'hydarthrose ou d'hémarthrose. Cette notion est toujours parfaitement comprise par le patient (Dejour et Chambat [3]).

La douleur

Il est important de préciser le siège de la douleur mesurée en fonction de sa fréquence et de ses circonstances d'apparition. Pour l'examen du siège de la douleur, se reporter à l'excellente iconographie de Bousquet [1].

L'enraidissement du genou

Il s'agit plus d'un phénomène subjectif que véritablement objectif à ce stade de l'interrogatoire. C'est une impression de limitation de la mobilité, également mesurée dans sa fréquence.

Au terme de cet interrogatoire, il est possible d'établir une cotation qui permettra d'apprécier le handicap fonctionnel. L'appréciation et la cotation des symptômes constituent un premier élément de la cotation de ce handicap fonctionnel (Tableau 1).

Les symptômes sont notés en fonction de ce qui est écrit sur le Tableau 1. Ils sont totalisés et divisés par quatre. On obtient ainsi un chiffre dont la valeur est proportionnelle à la pauvreté des symptômes, donc à la valeur fonctionnelle du genou, le maximum étant cinq.

Cette cotation a été établie par le groupe d'études du LCA de l'American Orthopaedic Society for Sports Medecine (AOSSM).

Tableau 1. Cotation des symptômes. Elle a été établie par le groupe d'étude du LCA de l'American Orthopedic Society for Sports Medecine (AOSSM)

Dérobements ou sensations de déboîtement			
Jamais 8	Pivot ou décéléra-tion 6	Parfois en faux pas 4	Vie quotidienne 2
Gonflement			
Jamais 4	Après activité intense 3	Après activité modérée 2	Sans activité 1
Douleurs			
Aucune 4	Légères 3	Modé-rées 2	Importantes empêchant toute activité 1
Enraidissement			
Jamais 4	Parfois 2	Souvent 1	

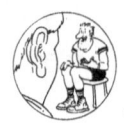

La fonction

La fonction globale du genou doit être appréciée dans son contexte d'utilisation. C'est l'intérêt à nouveau de cette classification du groupe d'études du LCA, mais aussi de la classification CLAS (C. sportif de compétition, L. sportif de loisir, A. actif non sportif, S. sédentaire) du groupe français ARPEGE. La mesure de la fonction est alors établie en fonction de la pratique sportive et de son niveau de performance, ce que l'on peut appeler le *niveau d'activité* (Tableau 2).

Tableau 2. Niveau d'activité sportive, cotation du groupe ARPEGE français

1. Aucun sport
2. Activité(s) sportive(s) très limitée(s)
3. Actif, mais sport(s) différent(s)
4. Actif, même(s) sport(s); performance(s) diminuée(s)
5. Actif, même(s) sport(s), même(s) performance(s)

On pose une nouvelle question: votre genou normal fonctionne à 100%, à quel pourcentage d'activité marche votre genou lésé? Nous obtenons *trois chiffres d'évaluation fonctionnelle* du genou:

– les symptômes : /5,
– la fonction : /5,
– le pourcentage d'activité : %.

Les médecins de médecine physique et les kinésithérapeutes disposent également d'un appareillage apte à apprécier la valeur fonctionnelle d'un genou par un test de la mobilité et aussi des résistances et endurances musculaires autour du genou: quadriceps, ischio-jambiers, etc ... Ce sont des évaluations de performances, chiffrées, et donc permettant des comparaisons successives (appareillages Cybex, Protex).

Avant de passer à l'examen ligamentaire passif proprement dit, l'examinateur effectue quelques tests qui permettent de provoquer et de vivre avec le patient son handicap fonctionnel, c'est-à-dire ses symptômes et leur reproductibilité. Il s'agit des signes fonctionnels d'examen: «regarder».

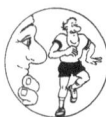

Les signes fonctionnels d'examen: regarder

Il existe cinq tests répertoriés dans la littérature [24], aisément réalisables.

Le test de décélération [24] (Fig. 37 a–d)

La décélération qui active l'appareil extenseur du genou fléchi entre 10° et 20°, va subluxer en arrière le condyle fémoral externe s'il existe une insuffisance du LCA et éventuellement des freins secondaires. Ceci correspond à «l'effet fronde» du quadriceps. Ce test est douloureux si, simultanément, le compartiment externe est mis en compression.

Pour faire ce test, on demande au patient de courir vite puis de s'arrêter brutalement sur la jambe examinée. Le test est positif si le patient s'arrête du côté sain, évitant de contracter le quadriceps du côté lésé. Le test est également positif si le patient décélère en position accroupie, évitant la position de flexion d'instabilité entre 10° et 40°.

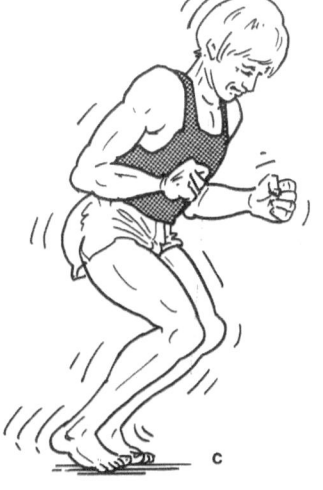

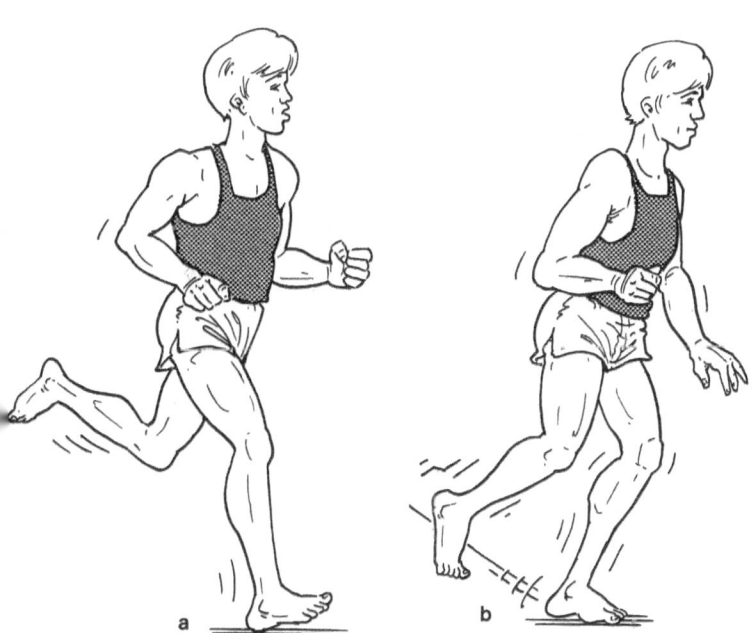

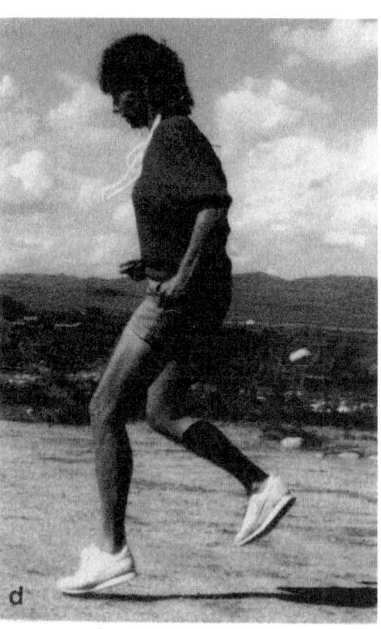

Fig. 37 a–d. Le test de décélération est positif lorsque le patient s'arrête du côté sain *(b)* ou accroupi *(c)* ou alors avec une appréhension importante *(d)*, l'appréhension étant un des maître-symptômes fonctionnel dû au manque de confiance dans le genou

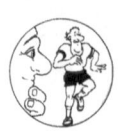

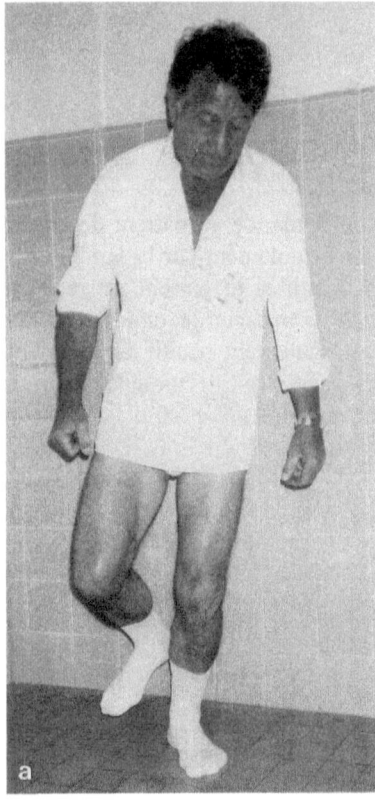
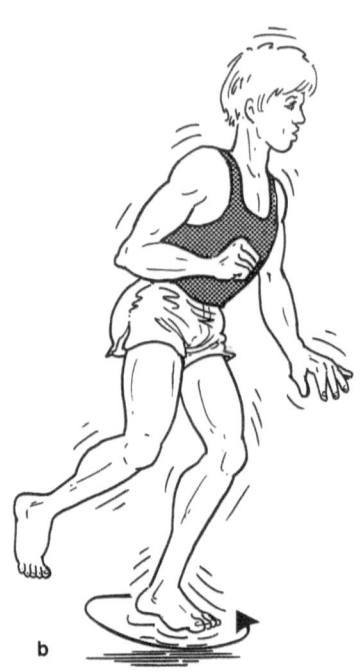

Fig. 38 a, b. Le test du cloche-pied tournant de Larson est positif lorsque le sujet éprouve de l'appréhension ou refuse le test. Le fait de tourner met en évidence le rôle de la rotation et de la compression du compartiment externe du genou dans la production des symptômes. (Larson [18])

Le test du cloche-pied tournant de Larson [18] (Fig. 38 a, b)

Dans ce test, le patient saute à cloche-pied sur le côté lésé, la jambe opposée en abduction. On lui demande de sauter en tournant sur place, dans un sens, puis dans l'autre. Cela augmente la compression sur le compartiment externe du genou et un ressaut d'instabilité externe peut alors survenir. Le signe est positif si le patient appréhende de faire le test ou s'il refuse de le faire.

Le test du disco de Losee [24] (Fig. 39 a, b)

«Depuis plusieurs années, lorsque j'examine les genoux, je demande au patient suspect d'insuffisance du LCA de se mettre en position monopodale du côte lésé, genou fléchi à 10°-20°, puis de tourner alternativement le corps de droite à gauche comme dans la danse disco. Une appréhension pendant le test ou le refus de faire la manoeuvre constitue un signe positif».

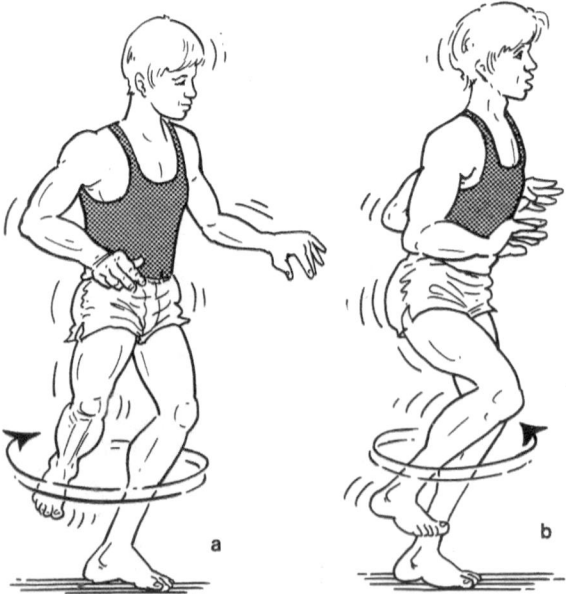

Fig. 39 a, b. Le test du disco de Losee illustre le rôle de la contraction du quadriceps et de la rotation du fémur par rapport au tibia dans la production du ressaut d'instabilité. (Losee [24])

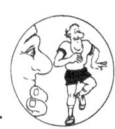

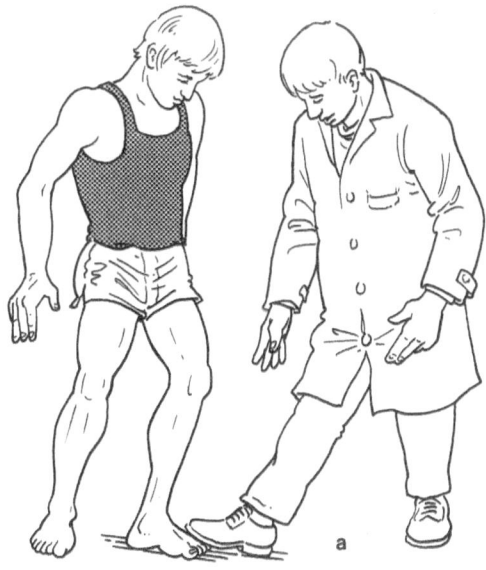

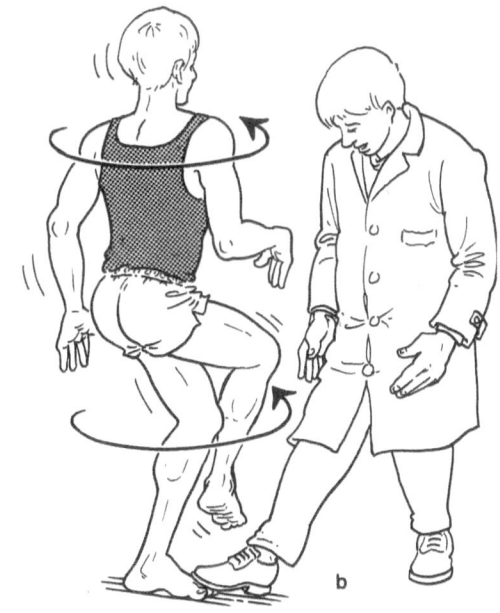

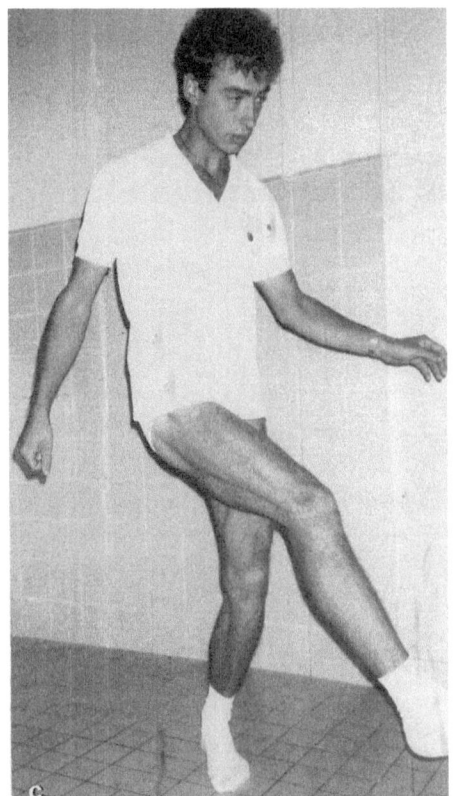

Fig. 40a-c. Test du croisement d'Arnold et coll. Moins rapide que le test du disco, il en a le même principe physiopathologique. On demande au patient, pied bloqué, de croiser son autre jambe devant la jambe lésée: le test est positif si le patient éprouve de l'appréhension, genou fléchi à 30°

Le test du croisement d'Arnold et coll. (Fig. 40 a-c)

S'il existe une lésion chronique du LCA avec instabilité pathologique, ce test entraînera une subluxation du genou lésé lorsqu'il est en légère flexion. Le patient est debout. L'examinateur pose son pied sur le pied du patient côté lésé. On demande alors au patient de se tourner et de passer la jambe au-dessus du pied fixé, jusqu'à ce qu'il regarde à 90° du côte lésé. Une appréhension et une sensation d'inconfort indiquent un signe positif.

Le test du dérobement de Jakob [15] (Fig. 41 a-d)

Ce test reproduit la subluxation du genou qui survient dans une course avec «crochetage». Le patient est debout et penché du côté sain contre un mur; on lui demande de porter son poids sur les deux jambes de façon à peu près symétrique. L'examinateur place alors ses mains au-dessus et au-dessous du genou lésé et exerce une contrainte en valgus en même temps que le patient commence la flexion du genou. Si le test est positif, on mettra en évidence le ressaut d'instabilité externe et le genou va alors se dérober subitement.

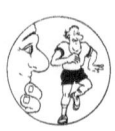

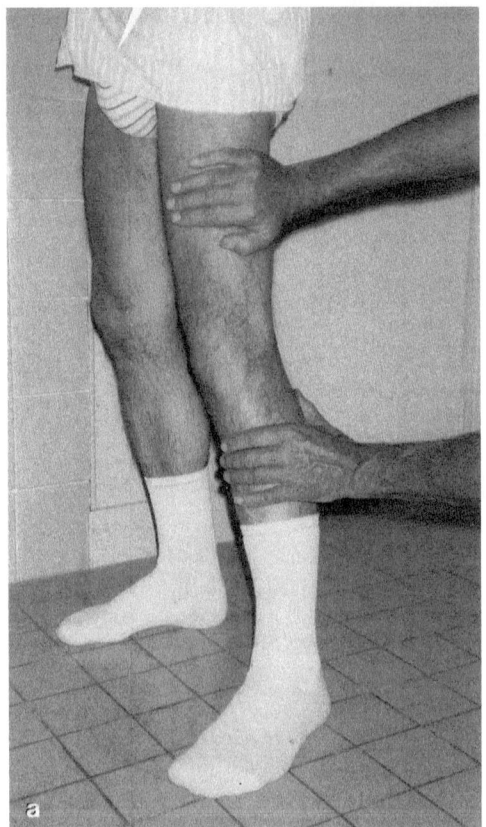

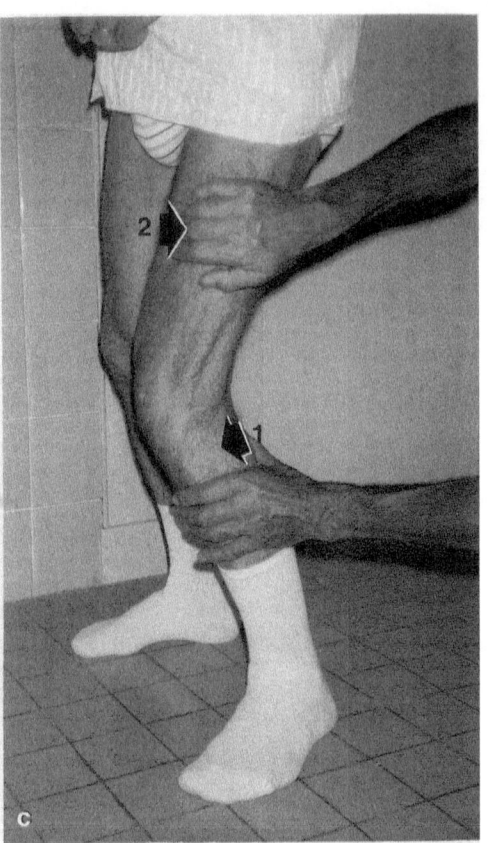

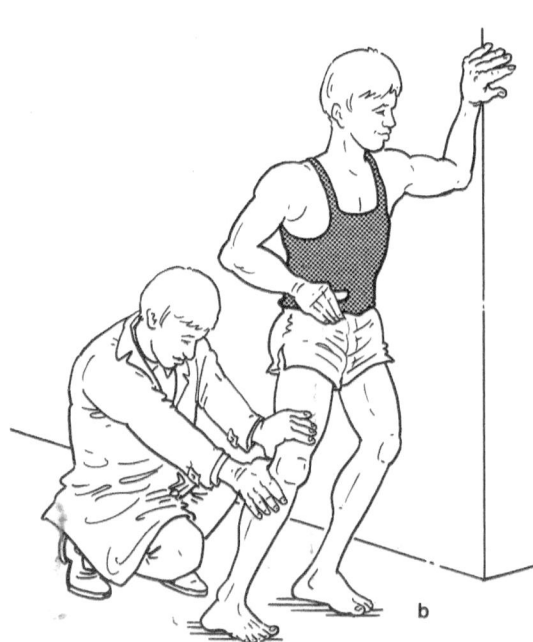

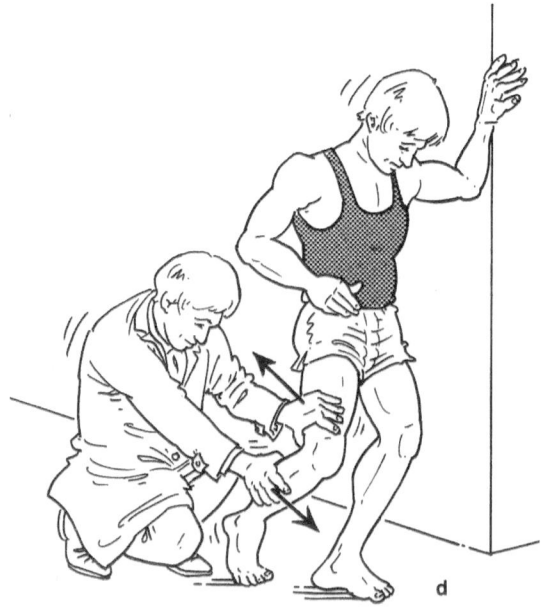

Fig. 41 a-d. Test du dérobement provoqué. Il s'agit en fait de la reproduction du ressaut de laxité, sur un sujet en position verticale. Cela met en évidence le rôle de la compression externe du genou et la production du ressaut en passant de la position d'extension à la position de flexion (voir test de Mac Intosh). On demande au patient de passer de l'appui sur jambe saine *(a, b)* à l'appui sur jambe lésée *(c, d)*. L'examinateur fléchit lui-même le genou en poussant la jambe (1) mais en tirant la cuisse (2). A 30° de flexion, apparaît un ressaut et le genou du patient se dérobe *(c, d)*. (Jakob [15])

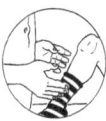

L'examen ligamentaire passif proprement dit: examiner

La base de cet examen est constituée d'une batterie de tests classiques dénombrés à 21 selon Noyes (voir Tableau 3), mais qui peut augmenter bien plus en fonction des techniques de recherche de différents tests. Ces tests et techniques de recherche sont connus ou moins bien connus, mais ont été parfaitement décrits par divers auteurs, en majorité anglosaxons. Chaque test sera décrit en détail, l'auteur du test étant la plupart du temps photographié lui-même. Nous utilisons la classification anatamo-clinique de Hughston [14] et la nosologie clinique de Noyes [28]. Tout en reconnaissant les limites de cette classification, nous lui en accordons le mérite incontestable de bien clarifier les différentes possibilités de laxité au niveau du genou. Cette classification est admise dans la plupart des publications présentées actuellement sur le genou ligamentaire et elle a été bien prolongée par le travail de Noyes [28].

On peut, par conséquent, diviser le genou en huit secteurs anatomiques et séméiologiques (Fig. 42 et 43):

- quatre secteurs cardinaux: antérieur, postérieur, interne et externe;
- quatre secteurs intermédiaires: antéro-interne, antéro-externe, postéro-interne, postéro-externe.

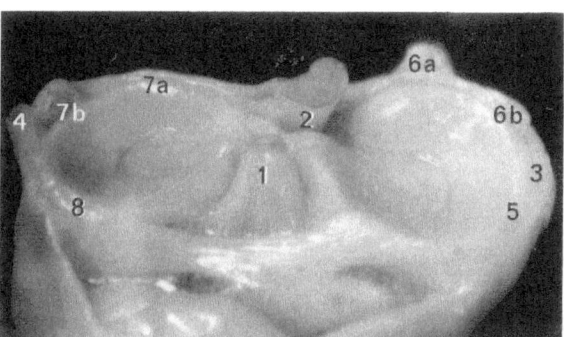

Fig. 42. Vue aérienne des plateaux tibiaux avec les ménisques et la section des ligaments individualisant *huit secteurs anatomiques,* dont un vide: l'antéro-interne *(5).* Il n'y a pas à ce niveau de structure ligamentaire individualisable, ni suffisamment solide - sauf pour Lemaire, qui identifie là le ligament antérieur oblique. Il y a donc quatre secteurs cardinaux: l'antérieur avec le LCA *(1),* le postérieur avec le LCP *(2),* les latéraux interne, LLI *(3)* et externe, LLE *(4)* et quatre intermédiaires: l'antéro-interne *(5),* l'angle du semi-membraneux, point d'angle postéro-interne *(6),* avec le tendon du semi-membraneux *(6a)* et le ligament postérieur oblique *(6b),* le postéro-externe avec l'angle du poplité ou point d'angle postéro-externe *(7)* avec le complexe arqué *(7a)* et le tendon poplité *(7b)* et enfin l'antéro-externe avec le ligament fémoro-tibial antéro-externe *(8).* (Genou de cire photographié à la fondation Hughston)

Les secteurs cardinaux sont appelés directs, alors que les secteurs intermédiaires sont appelés rotatoires. Ces derniers correspondent soit aux laxités rotatoires pures à axe central (voir Fig. 3 b, c), soit aux laxités translatoires-rotatoires (voir Fig. 3 d, e) à axe périphérique combinant translation et rotation.

Les figures 42 et 43 montrent la division du genou en ses huit différents secteurs avec les éléments capsulo-ligamentaires et la laxité sectorielle correspondante. Cependant, il ne faut pas superposer automatiquement le secteur anatomique lésé au secteur de déplacement, comme par exemple:

- dans la *laxité rotatoire antéro-interne,* où certes, il s'agit bien du plateau tibial interne qui se déplace en avant, la jambe étant en rotation externe, mais les éléments lésés ne sont pas forcément antéro-internes. Il s'agit en effet de lésions des éléments postéro-internes: point d'angle postéro-interne des lyonnais ou ligament postérieur oblique des

anglo-saxons, avec ou sans atteinte de la corne postérieure du ménisque interne. Il s'agit là d'une laxité rotatoire pure sans lésion du LCA: *secteur postéro-interne anatomique à secteur antéro-interne clinique.* S'il y a lésion du LCA, il faut alors parler de laxité translatoire-rotatoire, l'axe de rotation se déplaçant en périphérie en raison de la rupture du croisé antérieur;
- dans le *ressaut condylien externe,* qui séméiologiquement appartient au compartiment externe, ce n'est pas le signe d'une lésion du ligament fémoro-tibial antéro-externe mais d'une atteinte du ligament croisé antérieur, associée ou non à une atteinte du ligament fémoro-tibial antéro-externe: *secteur antérieur anatomique, secteur antéro-externe clinique.*

Noyes [28] a répertorié 21 tests et en a établi leur relation anatomo-clinique (Tableau 3). Ces tests met-

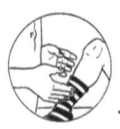

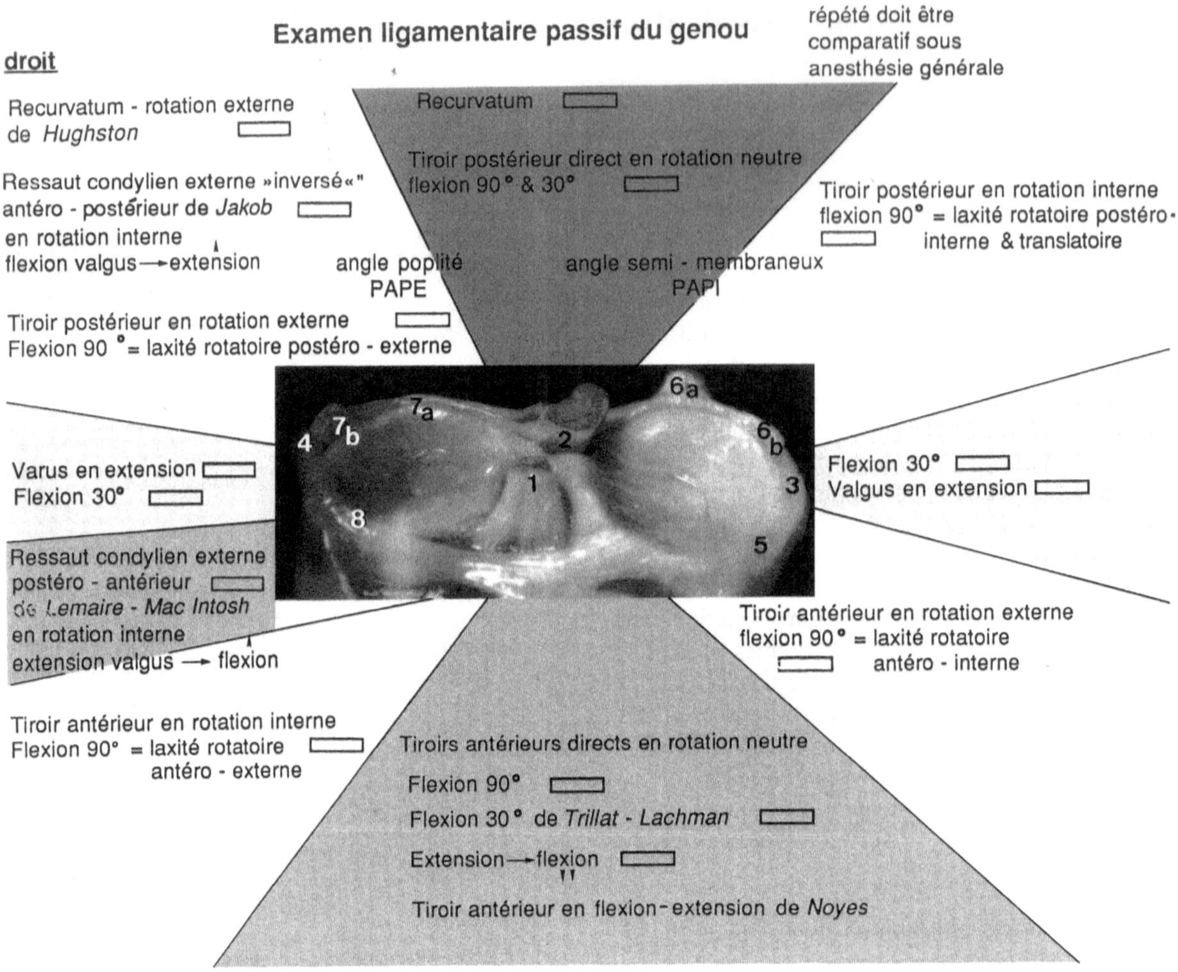

répété doit être
comparatif sous
anesthésie générale

droit

Recurvatum - rotation externe
de *Hughston* ☐

Recurvatum ☐

Tiroir postérieur direct en rotation neutre
flexion 90° & 30° ☐

Ressaut condylien externe »inversé«"
antéro - postérieur de *Jakob* ☐
en rotation interne
flexion valgus→extension

Tiroir postérieur en rotation interne
flexion 90° = laxité rotatoire postéro-
interne & translatoire ☐

angle poplité
PAPE

angle semi - membraneux
PAPI

Tiroir postérieur en rotation externe ☐
Flexion 90 ° = laxité rotatoire postéro - externe

6a
7a
7b
4
2
6b
1
8
3
5

Varus en extension ☐
Flexion 30° ☐

Flexion 30° ☐
Valgus en extension ☐

Ressaut condylien externe
postéro - antérieur ☐
de *Lemaire - Mac Intosh*
en rotation interne
extension valgus → flexion

Tiroir antérieur en rotation externe
flexion 90° = laxité rotatoire ☐
antéro - interne

Tiroir antérieur en rotation interne
Flexion 90° = laxité rotatoire ☐
antéro - externe

Tiroirs antérieurs directs en rotation neutre

Flexion 90° ☐

Flexion 30° de *Trillat - Lachman* ☐

Extension→flexion ☐

Tiroir antérieur en flexion-extension de *Noyes*

Fig. 43. Les huit secteurs de laxité anatomique avec leurs désignations séméiologiques correspondantes, la séméiologie sectorisée ne se superpose pas rigoureusement aux formations anatomiques dans deux cas: celui de la laxité rotatoire antéro-interne qui est le témoin d'une lésion plutôt postéro-interne: corne postérieure du ménisque interne, point d'angle postéro-interne (ou angle semi-membraneux ou ligament postérieur oblique). Celui du ressaut condylien externe qui, séméiologiquement appartient au compartiment externe, mais n'est pas le signe d'une lésion du ligament fémoro-tibial antéro-externe (LFTAE): il est le signe d'une atteinte du ligament croisé antérieur, associée ou non à une atteinte du LFTAE

tent les structures ligamentaires du genou dans une certaine contrainte et en fonction de la position du genou en contrainte forcée, certaines structures sont sollicitées. La principale structure est le frein primaire et si celle-ci cède, d'autres structures sont successivement sollicitées: les freins secondaires. Dans une position donnée, les freins secondaires ne peuvent être rompus sans atteinte du frein primaire et ils constituent donc des barrières de défense successives et non simultanées où s'épuise progressivement la force appliquée par le traumatisme ou le mouvement forcé.

Le LCA par exemple, constitue le frein primaire du tiroir antérieur en rotation neutre, mais en rotation externe, ce sont les éléments postéro-internes. Donc ce sont ceux qui cèdent en premier sur la jambe en rotation externe au moment du traumatisme, vient ensuite le LCA. C'est par conséquent en rotation externe de la jambe qu'on examine les éléments postéro-internes et si ce mouvement en tiroir antérieur s'amplifie, cela signifie qu'ils sont lésés.

Bien que Noyes n'évoque pas certains tests que nous décrirons tels le recurvatum pur, le recurvatum-rotation externe de Hughston, le tiroir latéral externe, le signe de Finochietto, son tableau constitue pourtant un progrès majeur dans l'élaboration de la relation anatomo-clinique en fonction de la conception des freins primaires et secondaires.

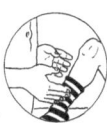

Tableau 3. Les 21 tests cliniques et les lésions correspondantes des freins primaires et secondaires (d'après Noyes)

Tests de laxité	Frein primaire			Flexion	Frein secondaire		
	Interne	Central	Externe		Interne	Central	Externe
1. Tiroir antérieur direct (Palmer, Lachman, Finochietto)		LCA		20°/90°	LLI-MI		SAE
3. Tiroir rotatoire antéro-externe (Tibia en rotation interne)		LCA		20°/90°			LLE+ SPE ME
5. Tiroir rotatoire antéro-interne (Tibia en rotation externe) (Slocum)	LLI+MI			20°/90°	SPI	LCA	
7. Tiroir en flexion rotation (Noyes) ressaut condylien externe (Mac Intosh)		LCA		15°	MI+LLI +SPI		SAE+ LLE
8. Tiroir postérieur direct		LCP		20°/90°	SPI+LLI		LLE+ SPE
10. Tiroir rotatoire postéro-externe (Hughston)		LCP	LLE+LCP id.	30° 90°		LCP	
12. Tiroir postéro-interne	LLI+SPI LLI+LPO	LCP		20° 90°		LCA+LCP LCA	
14. Valgus	LLI+SPI LLI		OS OS	5° 20°	SPI	LCP+LCA LCP	
16. Varus			LLE+SPE LLE	5° 20°		LCA+LCP LCA	SPE
18. Rotation externe	SPE+LLI LLI+MI	LCP	LLE+SPE LLE+SPE	30° 90°	MI SPI	LCP	
20. Rotation interne	LLI+SPI LLI+LPO	LCA LCA+LCP	SAE SAE	20° 90°		LCP	LLE LLE

SAE: Structures Antéro-Externes: Bandelette ilio-tibiale + 1/3 Antérieur et Moyen de la capsule.
SPE: Structures Postéro-Externes: Poplité et Capsule Postéro-Externe. *SPI:* Structures Postéro-Internes: Ligament Postérieur Oblique + Capsule Postéro-Interne. *MI:* Ménisque Interne. *LPO:* Ligament Postérieur Oblique.
LLI: Ligament Latéral Interne. *LLE:* Ligament Latéral Externe. *ME:* Ménisque Externe

Les tiroirs postérieurs

Nous commençons volontairement par décrire le tiroir postérieur. C'est en effet souvent le parent pauvre de la séméiologie du genou bien que Müller [26] ait écrit:

> «Un tiroir antérieur n'est présent que si on a prouvé que le tiroir postérieur n'existe pas».

Les tiroirs postérieurs directs

Le tiroir postérieur direct, c'est-à-dire la translation postérieure des deux plateaux tibiaux, symétrique, sans rotations interne, ni externe, est une éventualité rare et de diagnostic souvent subtil.

En effet, le tiroir postérieur simple sans lésion périphérique et par atteinte isolée du LCP est à lui seul, rare et de diagnostic difficile. Le tiroir est faible car les éléments périphériques tiennent, provoquant ainsi éventuellement un *arrêt dur* de la translation qui gêne l'interprétation.

Dans les laxités postérieures globales avec atteinte associée du LCP et des éléments périphériques postéro-internes et postéro-externes, le tiroir postérieur est parfois majeur *et mou*. Mais comme cette lésion est rare et que le tiroir postérieur n'est pas toujours recherché systématiquement, cela peut expliquer paradoxalement qu'il soit pris pour un tiroir antérieur.

Pour éviter l'omission d'un tiroir postérieur faible ou l'erreur et la confusion entre tiroir antérieur et tiroir postérieur, on peut utiliser différents tests.

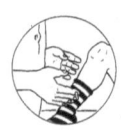

Le tiroir postérieur direct à 90° de flexion

Il se recherche (Fig. 44 a–c), patient en décubitus dorsal, cuisse fléchie à 45° sur le bassin, genou fléchi à 90°, le pied soit calé par une fesse de l'examinateur, soit maintenu en rotation neutre.

On exerce alors une poussée vers l'arrière et il faut prendre l'habitude de placer les pouces verticaux latéralement par rapport au tendon rotulien afin de repérer le déplacement en translation pure des plateaux tibiaux. Nous verrons plus loin l'importance de ce détail dans les tiroirs rotatoires.

Il faut alors noter la qualité de l'arrêt du tiroir. Un arrêt mou signifiera à coup sûr une rupture du LCP, alors qu'il faudra interpréter différemment un arrêt dur: tiroir rotatoire? Intégrité des éléments périphériques?

Le test de Müller [26]

Le patient est en décubitus dorsal, cuisse fléchie sur le bassin à 45°, genou fléchi sur la cuisse à 90°, le pied reposant sur le plan de la table. Le sujet est en position de repos et de décontraction. Il est important, avant toute palpation, de regarder et d'examiner la silhouette de profil de l'extrémité supérieure du tibia en examinant la rotule, le tendon rotulien et la tubérosité tibiale antérieure. On voit en effet que la chute en arrière du tibia est évidente, comparativement au côté opposé: le diagnostic du tiroir postérieur est pratiquement déjà fait (Fig. 45 a, c). On demande alors au patient de relever le pied du plan de la table; la traction du quadriceps réduit alors le tibia vers l'avant en position neutre jusqu'à la mise en tension du LCA (Fig. 45 b, d). Ce n'est qu'alors que le pied peut être relevé du plan de la table (Fig. 45 e).

On voit que si on recherche d'emblée le tiroir antérieur sur ce genou, sans regarder la silhouette antérieure du genou fléchi, on déplacera le tibia en avant et cela peut être immédiatement pris pour un tiroir antérieur expliquant l'aphorisme de Müller.

Il est remarquable de noter combien les préoccupations cliniques peuvent changer d'une époque à l'autre. Dans sa description du tiroir postérieur, Palmer [29] écrit que *«ce tiroir est très facile à rechercher car il apparaît spontanément: il suffit de regarder le genou de profil. Alors que pour rechercher le tiroir antérieur, il faut une force extérieure et par conséquent il est à priori plus difficile à rechercher»* ...

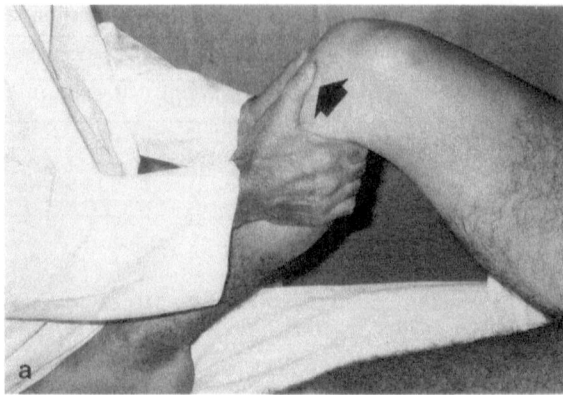

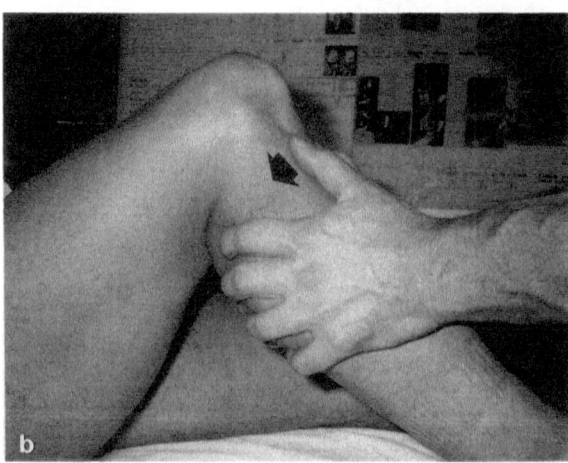

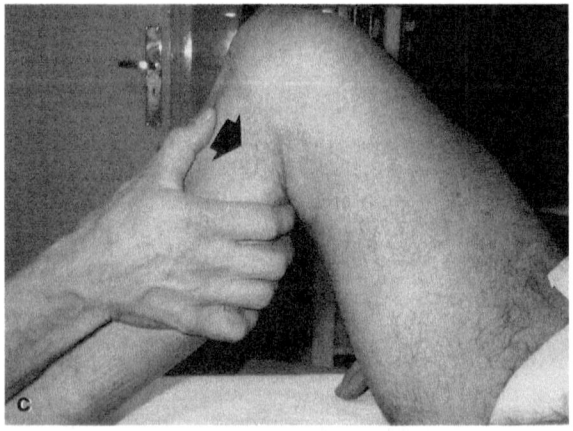

Fig. 44 a–c. Recherche initiale du tiroir postérieur. *a* recherche du point zéro antérieur, d'un arrêt dur antérieur sans translation antérieure des plateaux tibiaux, avec silhouette sous-rotulienne normale. Noter les pouces parallèles et de chaque côté du tendon rotulien, *b* vue externe du genou qui montre la chute en arrière des plateaux tibiaux et l'incurvation postérieure de la silhouette sous-rotulienne, témoignant du tiroir postérieur. Les pouces restent sur un plan frontal: il s'agit bien d'une translation, d'un tiroir direct. L'examinateur doit noter au cours de cette manoeuvre l'arrêt dur ou mou du tibia, *c* vue interne. Même aspect, les pouces restent sur un plan frontal

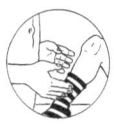

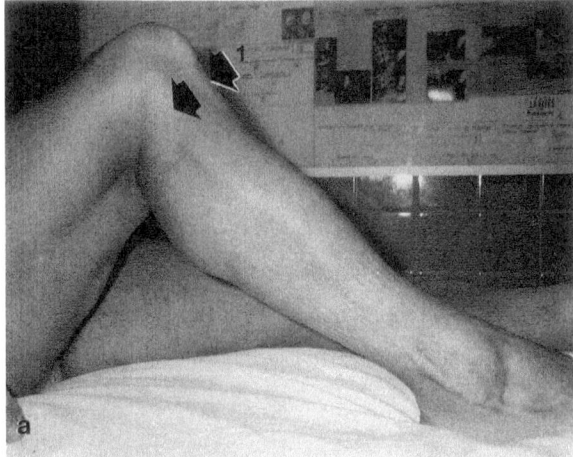

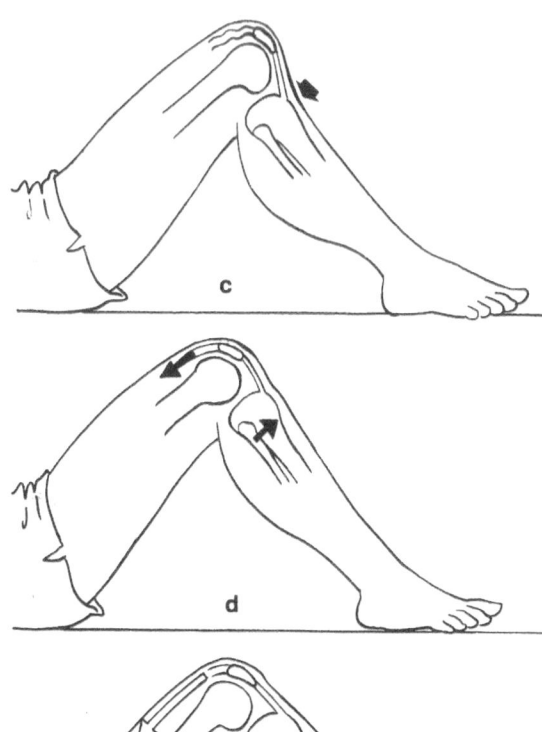

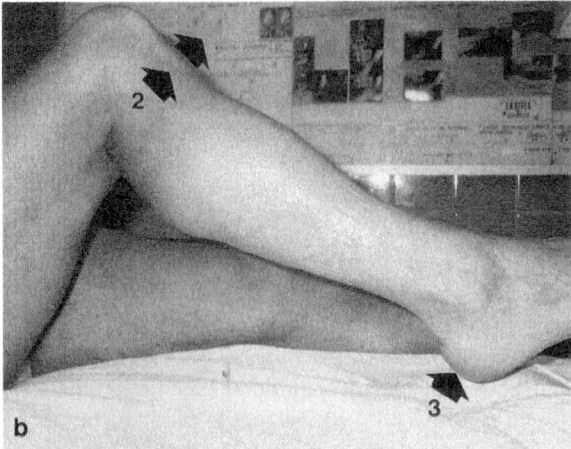

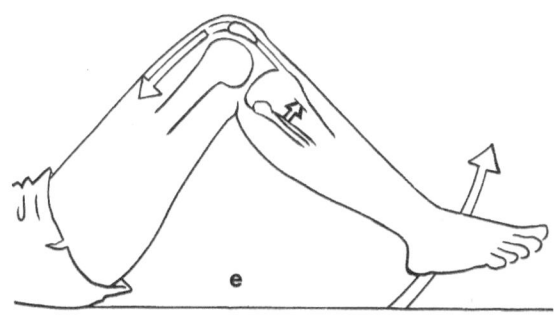

Fig. 45a–e. Test de Müller pour le diagnostic du tiroir postérieur direct. *a, c* le genou est fléchi à 90°, la cuisse fléchie sur le bassin à 45°. Examen de la silhouette de profil de la région rotulienne et sous-rotulienne. On voit une chute en arrière du tendon rotulien et de la tubérosité tibiale antérieure par rapport à la rotule, surtout comparativement, avec le côté opposé *(1), b, d* on demande au patient de contracter son quadriceps et avant que le talon ait pu se soulever du plan de la table, il se produit une réduction de la subluxation postérieure du tibia avec un alignement de la silhouette sous-rotulienne par rapport au côté opposé *(2), e* ce n'est que lorsque le croisé antérieur s'est tendu que le talon peut se soulever du plan de la table *(3).* (Müller [26])

Le test de Godfrey [cité en 14]

Le patient est en décubitus dorsal, cuisse et genou fléchis à 90°, jambes horizontales, les talons sont soutenus par l'examinateur de telle sorte que les jambes soient parallèles à la table. Le test est positif lorsqu'on voit une chute en arrière de l'extrémité supérieure du tibia du côte lésé (Fig. 46).

▷

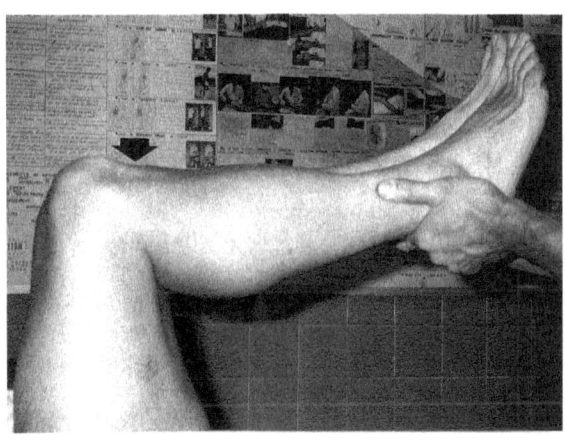

Fig. 46. Test de Godfrey. Les cuisses du patient sont fléchies à 90° et les jambes fléchies à 90° sur les cuisses. Les jambes sont parallèles au plan de la table d'examen. On observe la concavité de la silhouette sous-rotulienne par rapport au côté opposé; cette concavité est due à la chute du tibia en arrière. On peut comparer avec le côté opposé

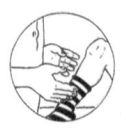

Ce test est intéressant pour mettre en évidence les tiroirs postérieurs faibles.

Généralement, les tiroirs postérieurs directs sont importants, car lorsqu'ils existent, ils signent la rupture du croisé postérieur et des éléments postéro-interne et externe.

Existe-t-il un test de Lachman postérieur?

(Voir la description séméiologique du Lachman antérieur.)

Ni Lachman, ni Torg n'ont décrit ce signe. Trillat [38] cependant, a décrit la *décoaptation antéro-postérieure* qui est une association tiroir antérieur-tiroir postérieur. On peut admettre qu'il soit possible de décrire un Lachman postérieur et il faut reconnaître tout l'intérêt de la finesse séméiologique du Lachman décrit par Torg, en particulier en ce qui concerne la présence du pouce palpant l'interligne (voir Fig. 54), permettant ainsi de définir le *point neutre* de réduction des translations.

Nous allons maintenant abandonner la séméiologie postérieure, car nous verrons, après la séméiologie antérieure, celle des *tiroirs rotatoires postérieurs*.

Les tiroirs antérieurs

Les tiroirs antérieurs à 90° de flexion

Le tiroir antérieur direct de Palmer, rotation neutre

Technique de recherche

Il s'agit du plus ancien signe de l'examen ligamentaire du genou. Déjà Segond [32] en 1879 et Hey-Groves [10] en 1920 l'ont décrit. Finochietto [7] en 1935 en a décrit une variante, ainsi que Palmer [29] en 1938, qui le fit avec beaucoup de précisions: «Le patient est soit couché, soit assis, l'examinateur va saisir le membre inférieur juste au-dessous du genou, le pied entre ses genoux ou entre le membre supérieur et le tronc. Il essaie alors de mobiliser le membre inférieur en arrière et en avant. Si le test est positif, l'aspect de l'articulation se modifie de façon nette car les plateaux tibiaux s'avancent et tendent la peau qui les recouvre».

Dans sa description, Palmer [29] évoque à la fois le tiroir antérieur et le tiroir postérieur. On voit qu'il examine le genou, fléchi à 90°, jambe pendante sur le bord de la table d'examen (Fig. 47).

Hughston [14] décrit ce signe d'une autre manière

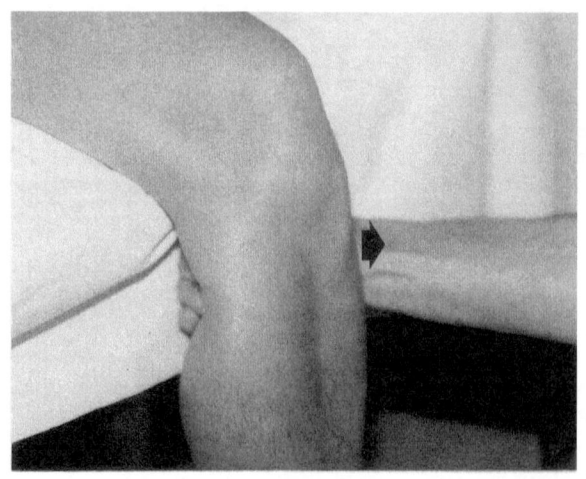

Fig. 47. Recherche du tiroir antérieur. Le sujet est assis au bord de la table, les ischio-jambiers décontractés. Une traction est exercée par la main derrière la jambe, au tiers supérieur, tibia en rotation neutre. On voit alors la saillie des plateaux tibiaux sous la région rotulienne. (Palmer [29])

(voir Fig. 49a,b): «Mettre le patient en décubitus dorsal, la tête reposant sur un oreiller, les bras le long du corps. S'il a tendance à relever la tête pour observer ce que vous faites, cela entraîne une contraction des ischio-jambiers. Fléchir la cuisse à 40°, le genou à 80°-90°, placer le pied sur la table. L'examinateur s'assoit sur la table de telle sorte que sa fesse bloque la face dorsale de l'avant-pied. Il place ses mains autour de l'extrémité supérieure du tibia, les quatre derniers doigts palpant les ischiojambiers, afin de s'assurer qu'ils sont bien décontractés. C'est alors qu'on peut tirer et pousser l'extrémité supérieure de la jambe en allant et venant, en se souvenant qu'il est essentiel d'être *doux*».

On peut pour augmenter la force de traction antérieure, s'aider des pouces qui s'appuient sur les condyles fémoraux faisant levier pour augmenter l'importance de ce tiroir (voir Fig. 49a,b). Mais pour Hughston [12] la position des pouces comme nous l'avons précisé à propos du tiroir postérieur, doit se situer parallèlement au tendon rotulien afin de déceler une éventuelle rotation au cours du mouvement de translation.

On peut aussi apprécier le déplacement antérieur des plateaux tibiaux en glissant la face pulpaire du pouce de haut en bas de chaque côté de la rotule et du tendon rotulien, de préférence en para-patellaire interne (Fig. 48a,b). Le pouce bute alors sur le bord antérieur du plateau tibial en cas de translation antérieure. Il glisse sur la face antérieure du tibia s'il n'y a pas de translation.

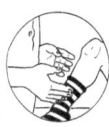

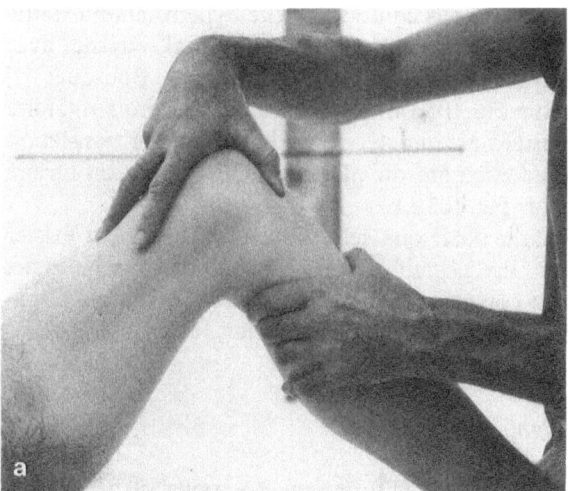

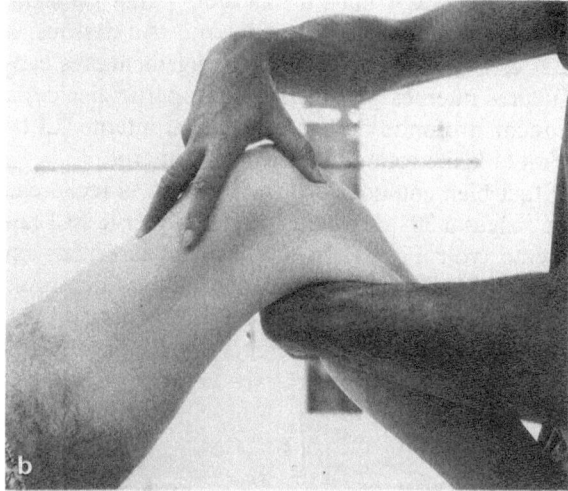

Fig. 48 a, b. Recherche du tiroir antérieur par appréciation du déplacement antérieur du tibia en abaissant le pouce le long de la face antérieure du condyle interne: la face pulpaire du pouce vient buter contre la face supérieure du plateau tibial, translaté en avant

Cotation du tiroir antérieur

Il est désormais admis que:

- les TAD entre 3 et 5 mm sont cotés à 1+,
- les TAD entre 5 et 10 mm à 2+,
- les TAD au-dessus de 10 mm à 3+.

Cette appréciation est par conséquent éminemment subjective, c'est pour cette raison que nous verrons plus loin la nécessité des laximètres. Avec l'expérience et l'habitude, la comparaison des déplacements cliniques à ceux constatés opératoirement permet de mieux approcher la «réalité objective» (Hughston) [12].

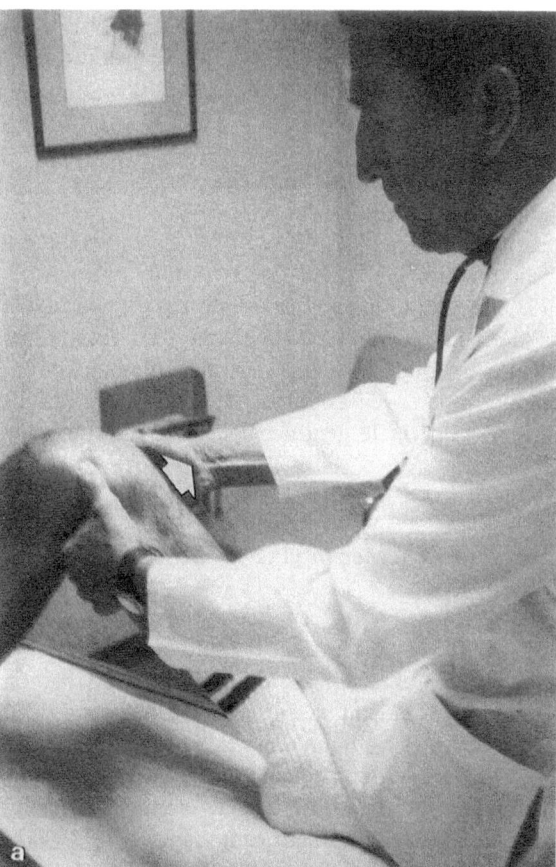

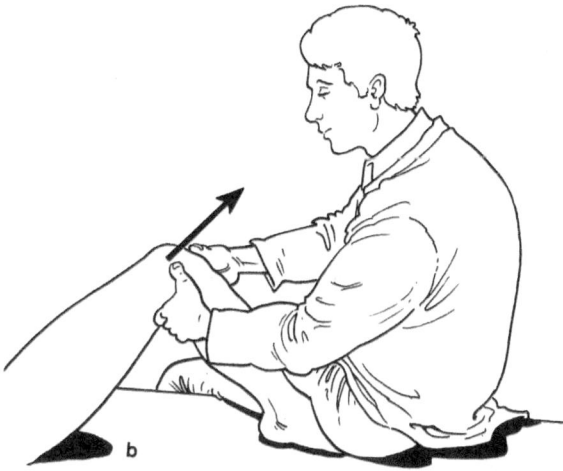

Fig. 49 a, b. Technique de recherche du tiroir antérieur pied en rotation neutre. Le sujet est en décubitus dorsal, l'examinateur assis sur le dos du pied du patient. A l'aide des deux mains passées derrière l'extrémité supérieure de la jambe, on exerce une traction vers l'avant. On peut utiliser les deux pouces pour pousser en levier sur les condyles fémoraux et augmenter ainsi la force de traction. (Larson [18])

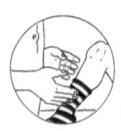

Après Palmer [29], deux précisions ont été apportées: l'examen doit être effectué tibia en rotation externe et rotation interne douces, pied fixé.

Le tiroir rotatoire antéro-interne, test n° 1 de Slocum

C'est Slocum [33] (1911-1983) qui le premier en 1968, a décrit les instabilités rotatoires du genou. Ce fut dans la décade 1960-1970 que l'on commença à s'intéresser aux éléments périphériques du genou, à moins opérer les LCA par chirurgie intra-articulaire et à opérer le genou par la face interne, sous son égide.

Technique de recherche (Fig. 49 a, b)

«Le patient est placé en décubitus dorsal, genou fléchi à 90°, le pied fixé sur la table d'examen par le médecin. Le tibia, en rotation externe de 15°, est alors tiré vers l'avant sous le fémur. Dans cette position le LCA et les ligaments externes sont relâchés et permettent le déplacement en avant et en dehors de la partie interne du tibia, si les éléments capsulo-ligamentaires internes sont rompus».
Slocum [33] quantifiait le déplacement de la façon suivante:

- 1 + : ½ pouce (= 13 mm),
- 2 + : entre ½ et ¾ de pouce (= entre 13 et 19 mm),
- 3 + : supérieur à ¾ de pouce (= 19 mm).

Physiopathologie

Les sections successives de la capsule interne, du ligament latéral interne (LLI), puis du ligament croisé antérieur (LCA), entraînent une augmentation progressive de la rotation externe pathologique du tibia par rapport au fémur par glissement en avant du plateau tibial interne, alors que le plateau tibial externe ne bouge pratiquement pas. L'axe de rotation se situe alors en dehors du ligament croisé postérieur sur le plateau tibial externe: c'est le tiroir rotatoire pur antéro-interne. Cependant il faut noter avec Noyes que ce tiroir n'est purement rotatoire que si le ligament croisé antérieur n'est pas rompu.
Slocum [33] précise que lorsque cette rotation externe dépasse 30°, elle doit être considérée comme pathologique. Il faut bien sûr comparer avec l'autre côté pour tenir compte des variations individuelles.

Il ne faut pas confondre cette hyperrotation externe par avancement du plateau tibial interne avec l'hypermobilité externe décrite par Bousquet [1] (voir Fig. 105 a, b) ou encore avec le tiroir rotatoire postéro-externe décrit par Hughston par translation prédominante du plateau tibial externe en arrière (voir Fig. 103 a, b).
Il faut noter que selon Slocum [33], il peut exister un faux négatif lorsque le ménisque interne intact agit comme une cale postérieure (Voir la physiopathologie du test de Lachman [en 36], p. 38, Fig. 57).

Signification, fiabilité

Pour Slocum [33], il faut 3 + pour suspecter une rupture du LCA mais il faut alors parler de laxité translatoire-rotatoire antéro-interne. Au-dessous, à 2 + et 1 +, il s'agit des éléments ligamentaires capsulaires internes périphériques, en particulier de la couche profonde du ligament latéral interne (LLI): c'est la laxité rotatoire pure antéro-interne.
Il faut bien entendu associer à ce test, la recherche du valgus à 30° de flexion pour analyser le LLI lui-même (voir Fig. 112 b). C'est donc désormais un point admis par la majorité des auteurs que tiroir antérieur ne signifie pas ipso facto lésion du LCA et qu'il faut toujours rechercher *une lésion périphérique dès qu'on met en évidence un tiroir plutôt rotatoire.*

Le tiroir rotatoire antéro-externe

Il s'agit de l'augmentation de la translation antérieure du plateau tibial externe, tibia en rotation interne sous le fémur, genou fléchi à 90°.
La recherche de ce signe est exactement comme le précédent (voir Fig. 49 a, b) il suffit de mettre le pied coincé sous la fesse en rotation interne.
Pour Noyes [28], ce tiroir est significatif d'une rupture du LCA, premier frein de la translation antérieure en rotation interne (voir Tableau 3). Cela concorde avec les conceptions de Lemaire (voir Fig. 61 a). Mais il y a également des dicussions sur la possibilité d'une élongation des fibres du ligament fémoro-tibial antéro-externe (LFTAE de Müller [26]), encore appelées fibres de Kaplan (fibres fémoro-tibiales profondes du fascia lata ou du tractus ilio-tibial des anglo-saxons).
On ne pourra donc parler de tiroir rotatoire antéro-externe pur que lorsque les fibres périphériques sont lésées: le ligament fémoro-tibial antéro-externe. Lorsqu'il y a lésion du ligament croisé anté-

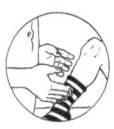

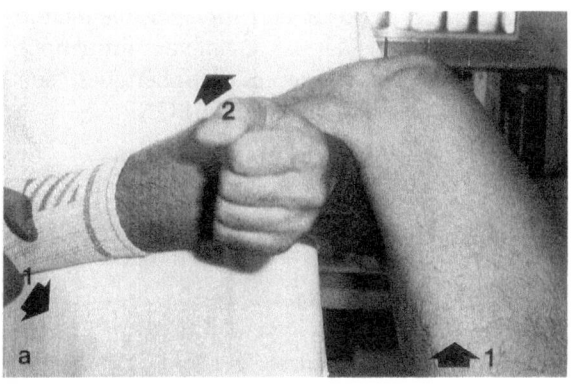

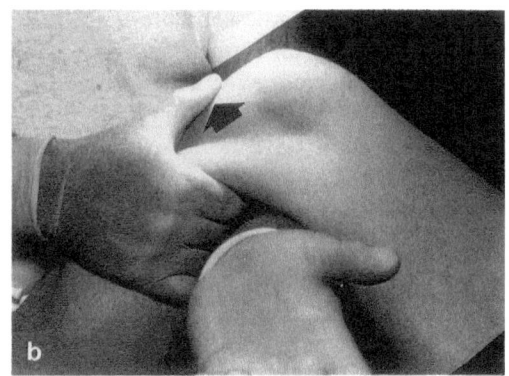

Fig. 50a,b. Test de Finochietto. Il se recherche comme le tiroir antérieur à 90° de flexion du genou (à 120°-130°, pour Finochietto), mais il faut tirer plus longtemps et plus fortement et il est parfois nécessaire de coucher le patient sur le sol pour donner plus de force à la traction. Le plus souvent on soulève la fesse du patient du plan de la table d'examen. L'examinateur et le patient ressentent un ressaut au moment du tiroir antérieur, puis le genou peut se bloquer, mais lorsqu'on laisse le tiroir antérieur se réduire il se produit un ressaut de réduction. (Finochietto [7])

rieur, il faut alors parler de laxité translatoire et rotatoire antéro-externe.

Le test de Finochietto

C'est Finochietto [7], d'Argentine, qui en 1935, décrivit ce test dans la littérature anglo-saxonne: 74 des 75 patients pour lesquels il évoqua ce signe présentaient une rupture de la corne postérieure du ménisque interne, dont 80% de lésions associées du LCA. Il s'agit d'un *ressaut* senti et entendu en effectuant le tiroir antérieur à 90° de flexion du genou.

Technique de recherche (Fig. 50a,b et 51a-c)

D'après Finochietto [7], «pour obtenir le signe du ressaut, on procède de la même manière que pour rechercher le signe du tiroir, sauf que la traction sur la jambe doit être tenue plus longtemps et plus fortement, de telle sorte qu'on force le ménisque rompu à passer sous le condyle fémoral, et que lorsque la table d'examen ne permette pas aux fesses du patient de glisser, le pied de la table puisse être soulevé. Le patient est en décubitus dorsal et bien relâché, la jambe normale pendant sur le côté de la table et les bras croisés devant le thorax. Le genou à examiner est en flexion de 130° à 140°. L'examinateur, situé du côté opposé à la jambe examinée,

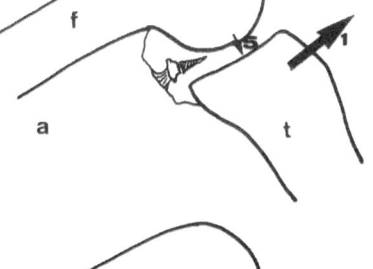

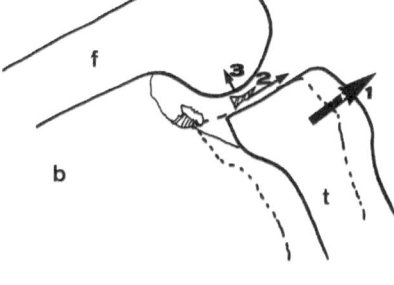

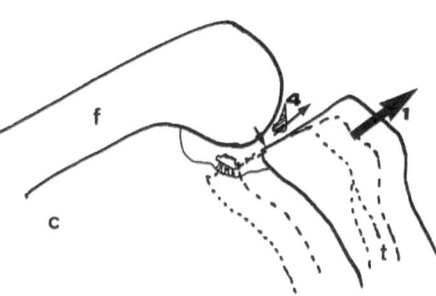

Fig. 51a-c. Test de Finochietto. Ressaut d'exhaussement ou secousse perçue lors d'un tiroir antérieur forcé et de sa réduction. *a* position de repos, corne postérieure lésée en place. On effectue un tiroir antérieur avec force *(1)*, *b* la corne postérieure du ménisque interne lésée, attirée par le tibia mobilisée vers l'avant (t) passe sous le condyle fémoral *(2)*, produisant un ressaut d'exhaussement *(3)*, *c* puis, elle passe en avant du condyle fémoral interne et le genou se bloque *(4)*. Pour réduire, il faut à nouveau pousser vers l'arrière et parfois ouvrir l'espace en valgus et rotation interne. Il se produit alors un second ressaut dit de réduction *(5a)*. (Finochietto [7])

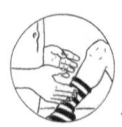

empoigne le mollet juste au-dessous du creux poplité avec les deux mains, un coude s'appuyant sur le dos du pied. L'examinateur effectue le tiroir antérieur: s'il existe un tiroir antérieur simple, le tibia glisse en avant des condyles fémoraux, si le signe du ressaut est positif, l'extrémité supérieure du tibia, en glissant sous les condyles, produit un petit ressaut d'exhaussement ou une secousse qui est facilement perçue par la main».

Losee [23], qui rapporte ce signe et en publie une statistique personnelle, recommande parfois pour l'obtenir: «de coucher le patient sur le sol, genou et cuisse fléchis à 90°, le tibia tiré de telle sorte qu'on soulève les fesses du patient du sol».

Physiopathologie, signification

Le test est positif quand le ménisque se déplace sous les condyles fémoraux. Ainsi, on peut rencontrer:

- soit un simple ressaut avec blocage secondaire (Fig. 51 b, c),
- soit un blocage sans ressaut (Fig. 51 c),
- soit un double ressaut: un premier ressaut dû au déplacement, le second dû à la réduction (Fig. 51 b, c et b, a).

Il est bien évident que les laxités antérieures contribuent à augmenter ce ressaut, mais cela n'est pas absolument nécessaire car Finochietto [7] fait remarquer que ce test peut être positif en l'absence de rupture du LCA (20%, 30% pour Losee [23]). Cependant, ne s'agit-il pas alors d'une laxité rotatoire antéro-interne simple, type Slocum, sans rupture du LCA? Car il faut, ne serait-ce que l'amorce d'un tiroir antérieur pour produire le déplacement du ménisque interne, ou un tiroir rotatoire antéro-externe pour le ménisque externe. Losee [23] recommande d'ailleurs de mettre le tibia en rotation externe pour explorer le ménisque interne, et en rotation interne pour explorer le ménisque externe. Cela concorde donc tout à fait avec les conceptions physiopathologiques des déplacements antérieurs. Losee [23] sur 53 signes de Finochietto a mis en évidence 50 lésions du ménisque interne pour trois du ménisque externe.

Fiabilité

Il n'a pas été fait d'appréciation de fiabilité de ce test, c'est-à-dire l'établissement de la proportion de signe de Finochietto dans les lésions associant une atteinte de la corne postérieure du ménisque interne à un tiroir antérieur, soit par atteinte des formations capsulo-ligamentaires internes périphériques, soit par atteinte isolée ou combinée du LCA.

Le tiroir anterieur direct à 20° de flexion

Le test de Lachman-Trillat

Trillat en 1972, Lachman et Torg [36] en 1976, ont décrit un tiroir antérieur à 15°-20° de flexion du genou. Il a la même signification et est très spécifique de la rupture du croisé antérieur.

Technique de recherche (Fig. 52–54)

L'examen est fait, patient en décubitus dorsal, l'examinateur se tenant du côté du genou à examiner. Le genou est à 15°-20° de flexion, le fémur est stabilisé d'une main, l'autre main applique une forte pression à la face postérieure de l'extrémité supérieure du tibia pour le déplacer vers l'avant. Le test positif se manifeste par une translation antérieure du tibia par rapport au fémur avec un arrêt mou. Cela contraste avec l'arrêt dur net rencontré dans les cas de LCA intact. *L'arrêt mou* signifie à coup sûr que le LCA est rompu, *l'arrêt dur*, par contre, ne signifie pas que le LCA n'est pas rompu, ceci pour deux raisons: soit qu'il est simplement étiré et qu'il se tend après quelques millimètres de translation antérieure du tibia, soit que ce sont les freins secondaires périphériques qui se tendent et qui provoquent cet arrêt dur (Noyes) [28]. Il est très important de comparer le côte opposé, afin de mettre en évidence une laxité constitutionnelle congénitale.

La position des mains de l'examinateur est importante. Une main doit stabiliser solidement le fémur, tandis que l'autre tient fermement l'extrémité supérieure du tibia, de telle sorte que le pouce s'appuie sur la face antérieure de l'interligne. Lorsqu'une force appliquée par la paume de la main et des doigts soulève le tibia vers l'avant, la translation antérieure du tibia par rapport au fémur peut être *sentie* par le pouce (Fig. 54).

Mais il y a aussi une impression visuelle sur une vue externe de profil du genou. Sur le genou normal, la silhouette du pôle inférieur de la rotule, du ligament rotulien et de l'extrémité supérieure du tibia est légèrement concave. La translation antérieure du tibia provoquée par la rupture du LCA abolit cette courbure infra-patellaire (Fig. 53).

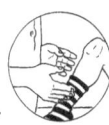

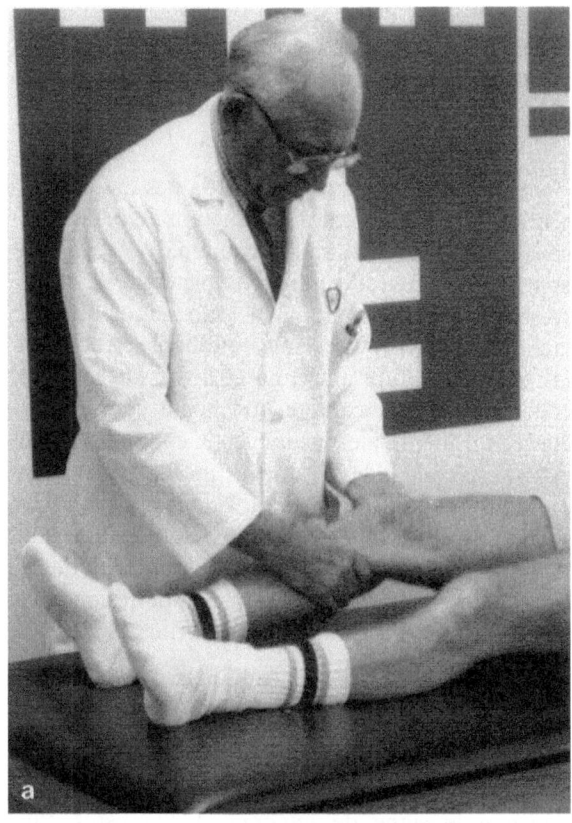

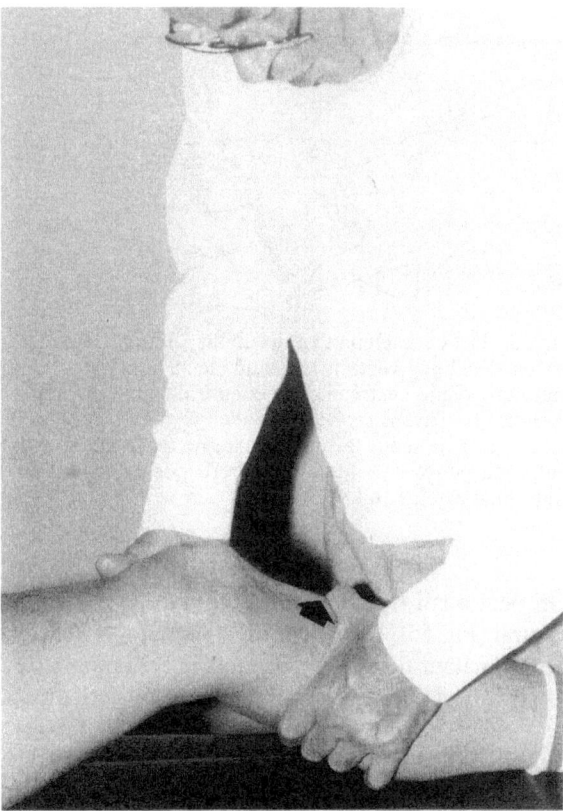

Fig. 53. Trillat utilise la même position des mains. A noter que le pouce n'est pas à cheval sur l'interligne; il y a visualisation plutôt que perception du déplacement. (Trillat 1985, communication personnelle) (Lachman, Fig. 52 a)

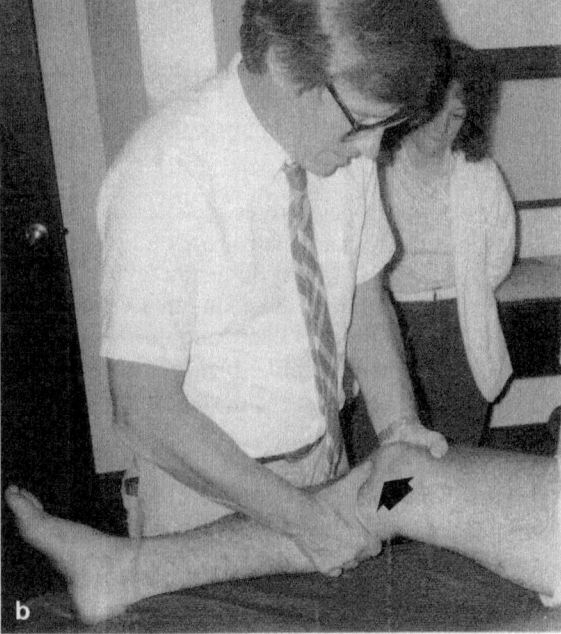

Fig. 52 a, b. Test de Lachman, recherché par Lachman *(a)* et Torg *(b)*. L'examinateur est du côté du genou lésé; la main supérieure tient fermement l'extrémité inférieure de la cuisse, la main inférieure avec les quatre derniers doigts à la face postérieure de l'extrémité supérieure de la jambe, le pouce à cheval sur l'interligne interne pour sentir le déplacement du tibia par rapport au fémur *(b)*

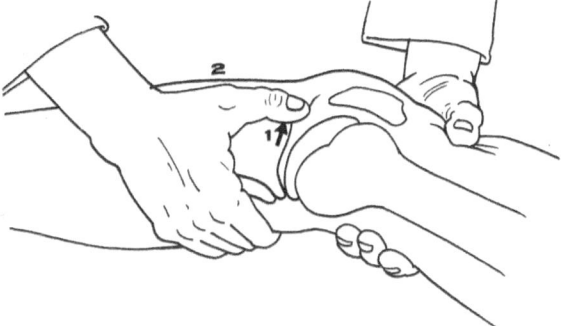

Fig. 54. Détail du signe de Lachman. On voit la pulpe du pouce à cheval sur l'interligne *(1)* repoussée par le tibia qui se déplace en tiroir antérieur. Noter par ailleurs la saillie de la silhouette antérieure de l'extrémité supérieure de la jambe dans la région sous-rotulienne, au moment du tiroir antérieur *(2)*

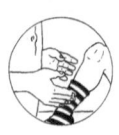

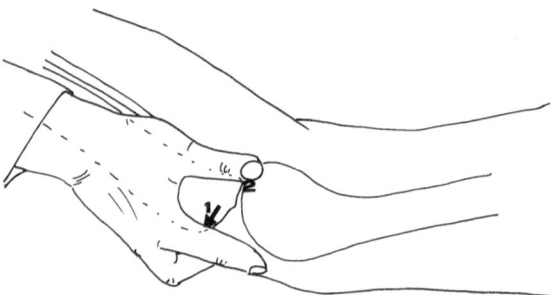

Fig. 55. Test de Lachman en décubitus ventral. Le patient est en décubitus ventral, le genou fléchi à 20-30°. Une main empoigne l'extrémité supérieure du tibia et pousse le tibia vers l'avant *(1)*. Cela est facilité par la gravité. Il est très aisé de sentir le condyle externe du fémur sous la pulpe du pouce *(2)*, alors que le bord postérieur du plateau tibial externe fuit vers l'avant

On peut aussi rechercher le Lachman en décubitus ventral (Fig. 55). Le patient est en décubitus ventral, l'examinateur tient la jambe dans le creux axillaire; le pouce est à cheval sur l'interligne postérieur, en particulier sur le condyle externe. L'index palpe l'interligne antérieur. Par la gravité plus la poussée manuelle, le tibia glisse en avant et on en apprécie le déplacement.

Cotation

Torg [37] (voir Fig. 52) a établi une cotation clinique du test de Lachman-Trillat. Son travail repose sur une étude comparative de constatations cliniques, puis laximétriques mesurées par l'arthromètre KT 1000, et de constatations arthroscopiques ou opératoires. Il a ainsi défini (Fig. 56a-f):

- *le Lachman à 1+* (Fig. 56a), sensation *proprioceptive* éprouvée par l'examinateur du déplacement du tibia par rapport au fémur. Cette gradation clinique correspond à un déplacement mesuré par arthromètre, en fonction de la force appliquée, de 1 à 6 mm;
- *le Lachman à 2+* (Fig. 56b), qui correspond à un déplacement *visible* du tibia par rapport au fémur. Le déplacement laximétrique est alors de 2 à 9 mm;
- *le Lachman à 3+* (Fig. 56c,d), déplacement antérieur du tibia provoqué par la *gravité*. Dans un premier temps, on place un billot derrière la cuisse, le tibia est en position de repos. Le billot est ensuite placé derrière la jambe, on voit alors se déplacer le tibia en tiroir antérieur. Le déplacement laximétrique se fait entre 6 et 16 mm;

- *le Lachman à 4+* (Fig. 56e,f), déplacement antérieur du tibia provoqué par *contraction du quadriceps*. C'est le Lachman actif qui peut être apprécié radiologiquement. Il correspond à des déplacements qui vont de 10 à 20 mm.

Torg [37], dans son travail, conclut à des indications thérapeutiques différentes en fonction de ces quatre types de déplacement où le dénominateur commun est l'atteinte plus ou moins complète du ligament croisé antérieur: Lachman 1+: élongation simple, Lachman 2+: rupture isolée probable, Lachman 3+ et 4+: rupture ancienne et laxité latérale. En effet, des facteurs comme une laxité congénitale, une lésion méniscale ou une déficience d'un frein secondaire comme les ligaments latéraux, jouent un rôle dans l'augmentation de la laxité: plus le Lachman est positif, plus il y a de possibilités de lésion périphérique associée. La translation antérieure augmente avec la survenue associée de lésions des éléments capsulo-ligamentaires externes et internes (voir Tableau 3).

Physiopathologie, fiabilité

Pourquoi le signe de Lachman-Trillat est-il plus spécifique d'une rupture du LCA que le tiroir antérieur direct à 90° de flexion?
De nombreux auteurs ont commencé par rejeter la fiabilité du tiroir antérieur à 90° de flexion comme témoin des ruptures du LCA pour trois raisons (Fig. 57):

- dans la majorité des formes récentes de rupture isolée du LCA, il y a hémarthrose ou hydarthrose qui empêchent la flexion du genou à 90°,
- la contracture réflexe des ischio-jambiers chez les sportifs bien musclés et bien conditionnés est facteur de force considérable, bien nettement supérieure à celle que peuvent développer la plupart des examinateurs,
- enfin, cela est facteur des conditions anatomiques du compartiment interne. A 90° la surface articulaire postérieure du condyle fémoral interne très convexe s'articule avec la surface articulaire concave du plateau tibial coiffé du ménisque interne. Ainsi, lorsque le système constitué par le ligament postérieur oblique (LPO) et le ménisque interne (MI) sont intacts, ce dernier agit comme une cale qui empêche le tibia de glisser vers l'avant. Le LPO, comme un ligament-frein se tend et empêche le fémur de glisser et de «monter» sur le ménisque; c'est un véritable agoniste du LCA. Il suffit que le LPO ou le MI soit

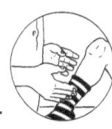

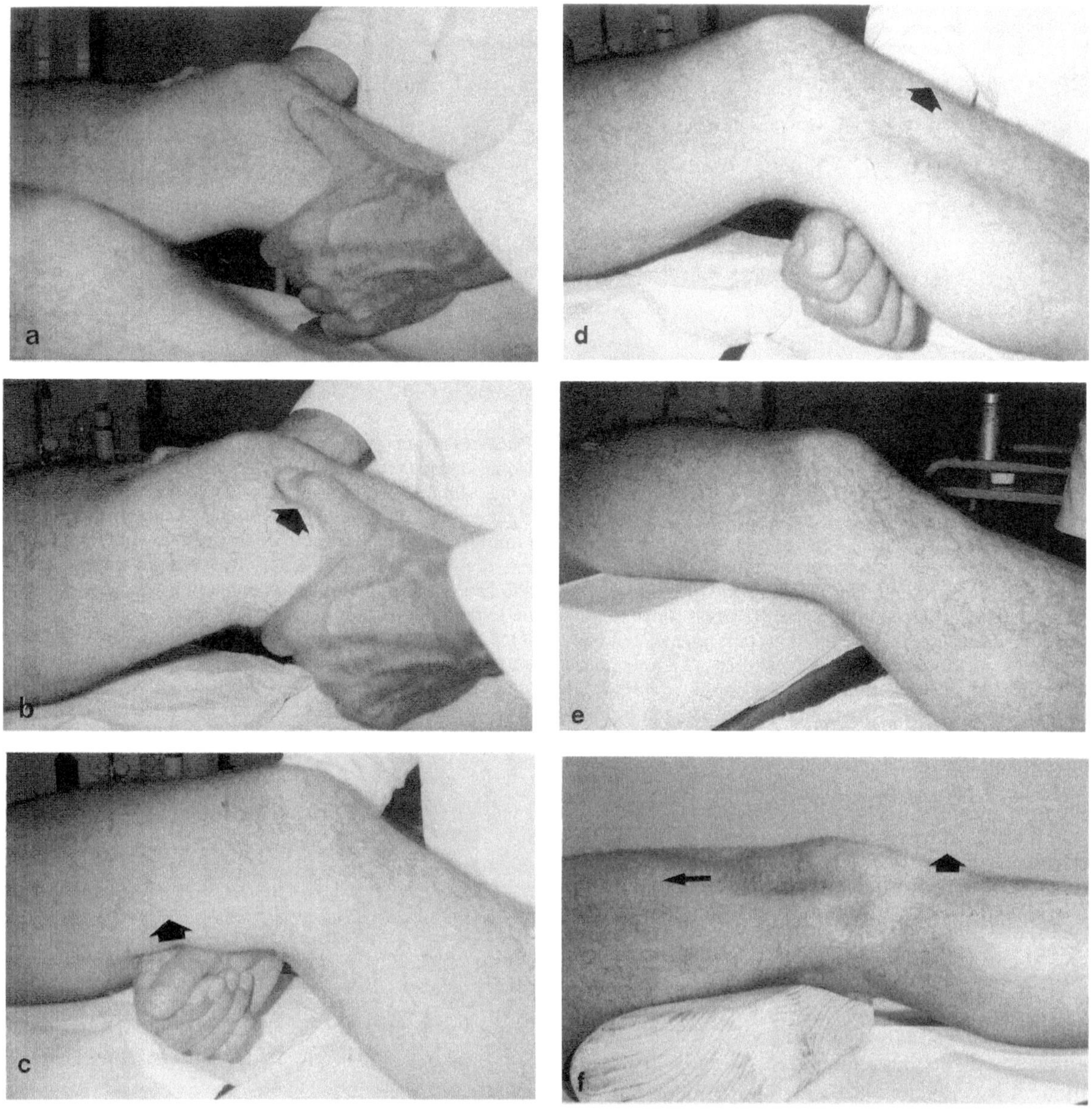

rompu pour que ce tiroir antérieur direct devienne possible.

Cela explique les tiroirs antérieurs faussement négatifs mais aussi les tiroirs antérieurs faussement positifs, un tiroir antérieur pouvant exister par faillite du système LPO + MI. Ce tiroir antérieur se majore en rotation externe car il détend le LCA qui laisse partir le tibia en subluxation antérieure du plateau tibial interne non retenu: c'est le tiroir rotatoire antéro-interne de Slocum [33] que nous avons étudié plus haut. Il ne signifie donc pas forcément une rupture du LCA mais une rupture du système de frein primaire en rotation externe, LPO + ménisque interne.

△

Fig. 56 a–f. Cotation de Torg du test de Lachman. *a* Lachman 1+, sensation proprioceptive du déplacement, *b* Lachman 2+, visualisation du déplacement en même temps que perception au niveau du pouce, *c* Lachman 3+, dans un premier temps, on place le poignet à la face postérieure de la cuisse, le tibia se met en position de repos, le patient est décontracté, *d* on passe ensuite le poignet à la face postérieure de la jambe, et on voit alors le tibia se déplacer vers l'avant. Il s'agit d'un déplacement par gravité, *e* Lachman 4+, un billot est placé à la face postérieure de la cuisse et on demande au patient de contracter son quadriceps, *f* dès que le quadriceps est contracté et avant que le talon ne se soulève du plan de la table, le tiroir antérieur se produit et on voit apparaître ce qu'on appelle un Lachman actif, qu'on pourrait d'ailleurs visualiser par la radiographie. C'est un signe de gravité du tiroir antérieur. (Torg [37])

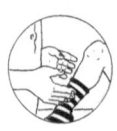

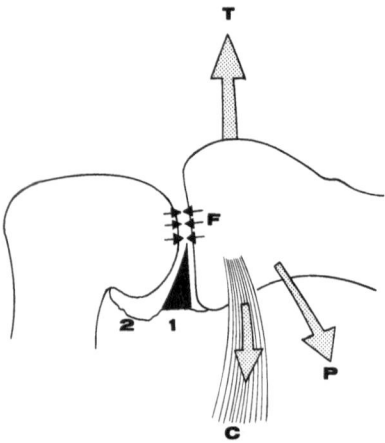

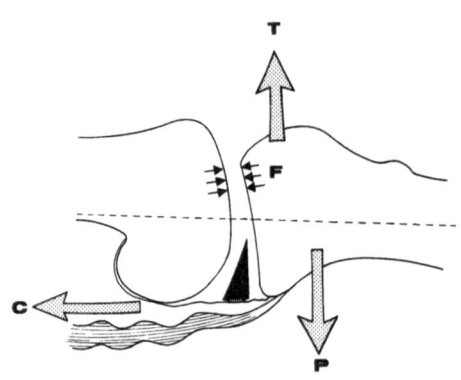

Fig. 57. Les raisons mécaniques qui peuvent rendre le tiroir antérieur direct (TAD) à 90° de flexion faussement négatif ou faussement positif sont les forces contraires à la force de traction T (poids P de la jambe, les forces de friction F intra-articulaires) ainsi que le système «ménisque interne-ligament postérieur oblique» *(2)*. Dans le mouvement de tiroir antérieur, le ménisque interne *(1)* rattaché au tibia, bute contre la surface très convexe du condyle fémoral interne, en même temps que se tend le LPO. Cela agit comme un «coin de porte», et empêche le tiroir antérieur. En effet, la mise en tension du LPO par le début de glissement du fémur, ici très convexe, sur la face supérieure du ménisque, empêche le condyle fémoral de «monter» plus haut et donc de glisser plus loin en arrière. Le LPO agit ainsi comme un agoniste du LCA (Müller [26]). Inversement, si le LPO est rompu (partie ménisco-tibiale) ou si la corne postérieure du ménisque interne est déchirée, le tibia peut fuir en avant et donner alors un tiroir antérieur, à ne pas interpréter comme une rupture du LCA, et pour cette raison appelé faussement positif. (Torg [36])

Fig. 58. Genou étendu, les rapports entre le fémur, le ménisque interne et le tibia ne sont plus tout à fait les mêmes. La surface portante du fémur relativement plate ne gêne pas le déplacement antérieur du ménisque interne et du tibia lorsque la force T de traction est appliquée. On peut donc voir un tiroir antérieur positif à ménisque et LPO sains. Par ailleurs, les forces contraires ne sont plus que le poids de la jambe P et les forces de friction F, qui, même en admettant qu'elles soient augmentées par la contracture des ischio-jambiers qui coapte l'articulation, sont négligeables eu égard à la lubrification articulaire. La force de traction C des ischio-jambiers devient perpendiculaire à la force que provoque le tiroir antérieur

A l'inverse, dans la position du test de Lachman, les causes des difficultés rencontrées dans le tiroir antérieur à 90° de flexion sont pratiquement annihilées (Fig. 58).

En premier lieu, la position de repos d'un genou traumatisé récent est en légère flexion. Ensuite, la force nécessaire à translater le tibia à 90° de flexion, force de traction T, est égale à la force de résistance musculaire C, plus la résistance à la friction F et le poids de la jambe P. Or, en extension, la force contraire des ischio-jambiers est annulée, car la traction s'exerce à 90° de sa direction et la force nécessaire pour surmonter la friction des deux surfaces articulaires est négligeable; reste le poids de la jambe. Enfin, genou étendu, la surface de contact entre le plateau tibial et le ménisque interne d'une part et la surface légèrement convexe du fémur d'autre part, font que cette surface devient relativement plate. Par conséquent, elle ne gêne pas le déplacement du tibia vers l'avant, comme lorsque le

genou est à 90° de flexion. l'effet «cale» n'existe pas dans cette position. Il ne peut y avoir de faux négatif.

Larson [18] en 1982, a reconnu que le test de Lachman est le test le plus sensible et exact pour le diagnostic de rupture du ligament croisé antérieur. Dehaven [2] a conclu également que le test de Lachman est le test le plus sensible et le plus fidèle. Il est positif dans 85% des cas sans anesthésie et devient positif à 100% chez les patients sous anesthésie.

Cela montre bien la supériorité du Lachman-Trillat sur le TAD à 90° de flexion dans la lésion du LCA isolée ou associée à une rupture du ménisque interne ou à des éléments périphériques.

Par conséquent, après la recherche du tiroir postérieur, c'est le plus souvent par ce test que l'on doit commencer l'examen ligamentaire. Il est très facile à rechercher, demande peu de manoeuvres et est considéré comme le plus fiable de tous les signes. C'est *le maître-signe de la séméiologie ligamentaire.*

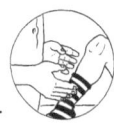

Le tiroir antérieur à 20° de flexion, légère rotation externe

La mobilité en tiroir T, test n° 2 de Lemaire [20] (Fig. 59 a, b)

La mobilité en tiroir T, test n° 2 de Lemaire est indissociable du ressaut en rotation interne S, test n° 1 de Lemaire (voir les ressauts de déficience du LCA).

Il se recherche en légère rotation externe de 15° et entre 15° et 20° de flexion du genou. Suivant son amplitude, le tiroir antérieur est coté de 1+ ou 2+. La rupture du LCA n'entraîne qu'une laxité T en tiroir modéré, mais une grande laxité T témoigne par contre de l'association à une rupture du LCA, d'une lésion soit du plan superficiel du LLI lui-même, soit du faisceau antéro-interne.

Nous verrons plus loin la complémentarité de ce test par rapport au ressaut d'instabilité et par ailleurs, dans l'essai de synthèse, que cette mobilité en tiroir T de Lemaire correspond aux conceptions physiopathologiques de Slocum [33], Torg [37], Bousquet [1]. Toute fois, les formations anatomiques incriminées par ces différents auteurs ne sont pas exactement les mêmes ..., l'ordre de gravité non plus: pour Lemaire, le dénominateur commun lésionnel est le LCA, pour Slocum, ce sont les éléments périphériques postéro-internes.

Cette mobilité en tiroir T de Lemaire serait un Slocum n° 1 à 20° de flexion du genou ou encore un Lachman en légère rotation externe, ce qui veut dire une forme de *tiroir rotatoire antéro-interne à 20° de flexion*.

Les ressauts de déficience du ligament croisé antérieur

On peut regrouper sous ce chapitre 10 tests, signes ou techniques de recherche de signes, ou groupes de tests et signes, au cours desquels se produit ou se réduit une subluxation antérieure du plateau tibial externe, dans un phénomène de ressaut, et cela entre 20° et 40° de flexion avec valgus-compression externe du compartiment externe du genou, la rotation étant différemment contrôlée en fonction des auteurs.

Nous allons décrire ces tests et groupes de tests dans un ordre qui correspond à leur apparition chronologique dans la littérature:

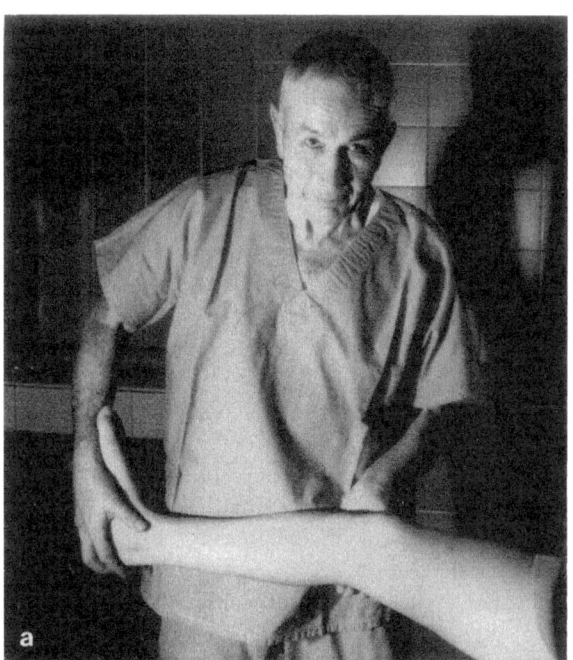

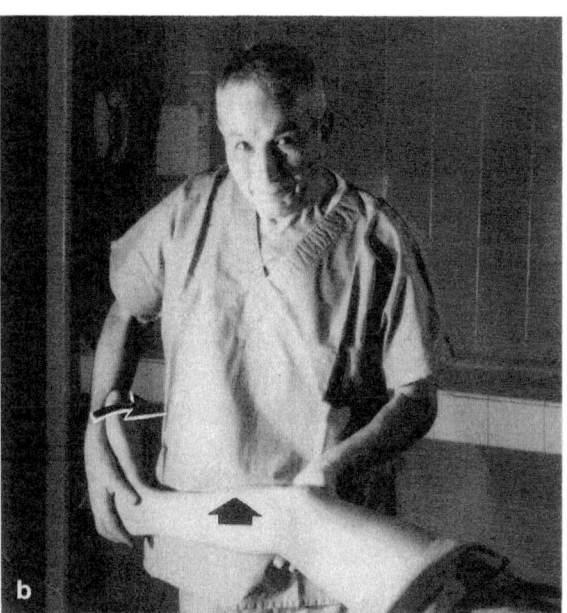

Fig. 59 a, b. La mobilité en tiroir T, test n° 2 de Lemaire. *a* Le sujet est en décubitus dorsal, le genou fléchi entre 15° et 20°, le pied en légère rotation externe, *b* on provoque alors le tiroir antérieur et en fonction du déplacement, on quantifie le tiroir en 1+ : faible déplacement, 2+ : fort déplacement. Ce déplacement à 2+ signifie une atteinte, non seulement du croisé antérieur, mais aussi du faisceau profond du ligament latéral interne, faisceau antéro-interne: le ligament antérieur oblique. (Lemaire [20])

- le ressaut antéro-interne S, test n° 1 de Lemaire [19],
- le test du «pivot shift» de Mac Intosh [8]. On

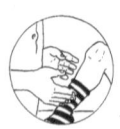

peut le franciser par le terme de ressaut condylien externe: ce n'est pas une traduction mais une assimilation physiopathologique,
- les cinq tests de subluxation antérieure du plateau tibial externe (PTE) de Losee [21],
- le test n° 2 de Slocum pour la recherche de la subluxation antérieure du plateau tibial externe [34],
- le test du «jerk» de Hughston [14]. On peut le franciser par le test de «l'à-coup» de Hughston,
- le test du tiroir antérieur en flexion-rotation de Noyes [27],
- le test du ressaut condylien externe de Müller [26],
- le test du ressaut condylien externe et point d'angle postéro-interne de Dejour [4],
- le test du ressaut condylien externe en rotation externe de Dupont [5],
- la cotation du ressaut condylien externe de Jakob [16], en fonction des rotations.

Le ressaut antéro-interne S, test n° 1 de Lemaire

Ce fut Lemaire, qui le premier en 1967 [19], parla d'un ressaut du tibia sur le fémur. On peut donc admettre que tout ce qui a été décrit depuis, est dérivé de ce signe.

Technique de recherche (Fig. 60 a, b)

«Nous plaçons le pied en rotation interne, genou en extension (Fig. 60a). Si on obtient un relâchement musculaire complet, on provoque parfois en poussant doucement sur la tête du péroné à l'aide du dos de la main et en faisant de petits mouvements de flexion-extension, une subluxation en avant et en dedans (Fig. 60b). Dans ces mouvements, en agissant très doucement, il se produit au début de la flexion un ressaut où le blessé reconnaît

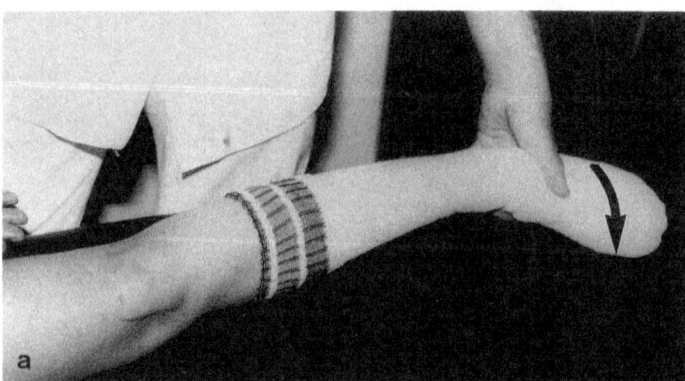

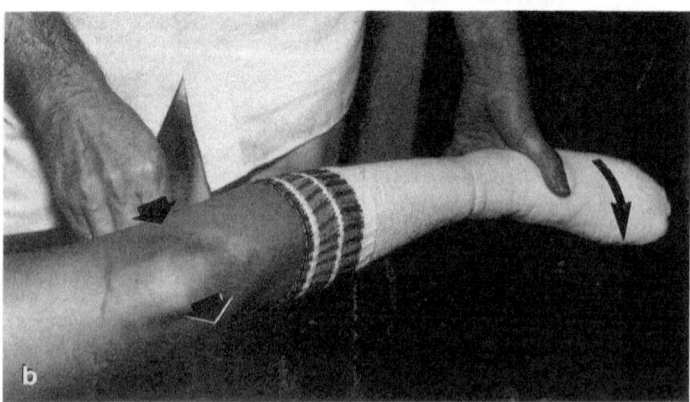

Fig. 60 a, b. Ressaut antéro-interne de Lemaire, test n° 1. *a* position de la main inférieure tenant le pied en forte rotation interne, genou en extension, *b* le pied étant bien tenu, on applique le dos de la main sur la tête du péroné et après avoir obtenu un relâchement musculaire maximum, on observe ce qui se passe en début de flexion. Premier temps: le déplacement antéro-interne de l'extrémité su-

périeure du tibia est visible à la face interne du genou. Deuxième temps: en continuant la flexion, apparaît un ressaut qui est un ressaut de réduction dû au déplacement du tibia. Ces deux éléments séméiologiques sont importants pour Lemaire: c'est le ressaut antéro-interne S. On voit à jour frisant la saillie interne du plateau tibial interne. (Lemaire [20])

40

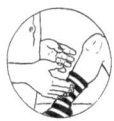

très bien un accident qui lui est familier. Malheureusement, ce signe est difficile à trouver car il exige un parfait relâchement musculaire toujours difficile à obtenir».

«Recherché sous anesthésie générale, ce signe nous a paru très fidèle sans cependant qu'il soit retrouvé avec une netteté dans tous les cas, mais lorsqu'on le constate, on peut affirmer la rupture du LCA» déclare Lemaire [20].

Les illustrations 60a, b montrent ce qu'il faut faire et voir. C'est Lemaire lui-même qui recherche le signe sur les clichés présentés.

En ce qui concerne la position des mains, l'une empaume bien le pied en forte rotation interne, le dos de l'autre poussant délicatement en arrière du tendon du biceps et de la tête du péroné.

Quant au déplacement, celui du tibia, antéro-interne, il sera bien visible en regardant la face interne du genou «à jour frisant», ainsi que le ressaut en flexion, perceptible à la face externe du genou.

Ce ressaut entre 15° et 20° de flexion est un phénomène global: «Afin que le mouvement de flexion puisse se poursuivre, le tibia doit reprendre sa place sous les condyles» (Fig. 61c, d).

Les trois éléments séméiologiques essentiels de l'exploration des éléments internes du genou et du LCA ne sont donc pas uniquement le ressaut antéro-interne S ou la laxité latérale L en valgus (LLI et dépendances), mais aussi le tiroir T en légère flexion et rotation externe (voir Fig. 59a, b), sorte de Lachman rotatoire antéro-interne pas spécifique seulement du LCA, mais aussi des éléments internes et plus spécialement antéro-internes.

Il reste cependant que le signe majeur est le ressaut en rotation interne. La laxité latérale L interne montre une lésion du LLI. Ces trois signes figurent au tableau 4.

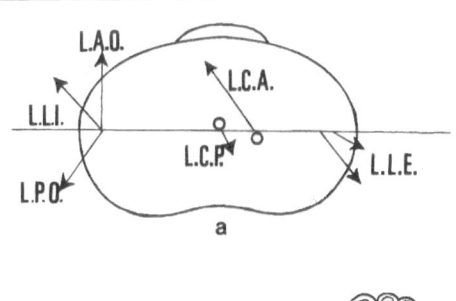

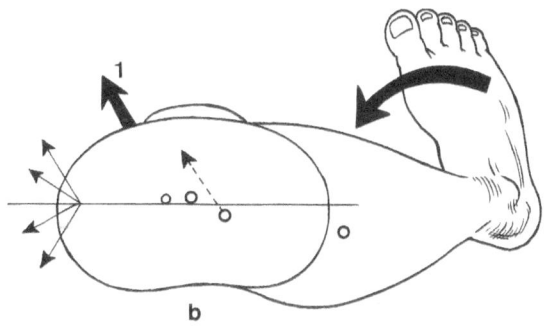

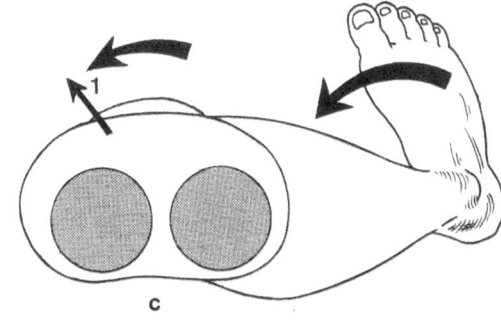

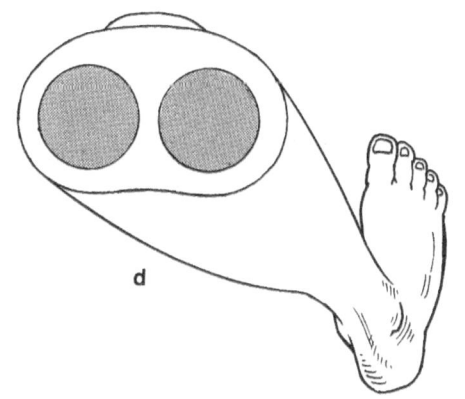

Fig. 61a-d. *a* Diagramme représentant schématiquement la physiologie des ligaments selon Lemaire. La ligne transversale relie les insertions supérieures des ligaments latéraux et se trouve tangente aux insertions des ligaments croisés. On voit, par conséquent, que les éléments stabilisateurs antérieurs, sont le ligament croisé antérieur et le ligament antérieur oblique ou faisceau antéro-interne du ligament latéral interne. Mais on remarquera l'obliquité en avant et en dedans du ligament croisé antérieur, limitant ainsi la rotation interne et le tiroir. Par ailleurs, le LCA est très mis en tension par la rotation interne. C'est pour cette raison que, selon Lemaire, c'est en rotation interne que se produit la majorité des ruptures de LCA, *b* en cas de déficience du croisé antérieur par rupture, il y a une augmentation de la rotation interne du tibia et par ailleurs un déplacement en avant et en dedans du tibia par rapport au fémur (1). Ce déplacement antéro-interne constitue le premier élément du signe du ressaut antéro-interne, *c* dans ce premier temps du signe, il y a déplacement antéro-interne du tibia par rapport au fémur (1), mais c'est la totalité du tibia qui est déplacée et non pas simplement le plateau tibial externe, *d* lorsque se produit le ressaut, les condyles fémoraux viennent se mettre dans leur position physiologique sous les plateaux tibiaux. (Lemaire [20])

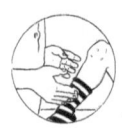

Tableau 4. Relations anatomo-cliniques

Signes	Lésions anatomiques
L+, T+, SO	LLI
L+, T+, ou + +, S+ ou + +	LLI – LCA
LO, T+, S+	LCA
LO, T+ +, S+	LCA + FAI du LLI
LO, T+, S+ +	LCA + FPI (LPO) du LLi

L: Laxité Latérale; *LLI:* Ligament Latéro-Interne; *T:* Mobilité en Tiroir; *LCA:* Ligament Croisé Antérieur; *S:* Ressaut Antéro-Interne; *FAI:* Faisceau Antéro-Interne; *FPI:* Faisceau Postéro-Interne

Physiopathologie (Fig. 61 a, b)

Pour comprendre l'explication de Lemaire, il convient de représenter sa conception de la physiologie des ligaments du genou (Fig. 61 a).
Une ligne droite joignant les insertions supérieures des deux ligaments latéraux à travers les condyles est en effet tangente dans l'échancrure intercondylienne aux insertions des deux croisés. De là, on trace la projection des ligaments sur le tibia, et les ligaments apparaissent d'autant plus vite en tension qu'ils sont plus obliques et orientés dans le sens du mouvement étudié. Plus ils sont longs, plus vite ils seront sollicités. On voit ainsi que pour Lemaire les éléments stabilisateurs antérieurs sont le LCA mais aussi le LLI et surtout le faisceau antéro-interne du LLI (sorte de ligament antérieur oblique, LAO), par opposition au faisceau postéro-interne, équivalent du ligament postérieur oblique (LPO) des auteurs anglo-saxons.
Ainsi s'explique le signe du ressaut S qui associe déplacement antéro-interne du tibia par rapport au fémur en extension, suivi du ressaut lui-même à 15°-30° de flexion.
La direction du LCA et son obliquité font qu'il limite à la fois la rotation interne et le déplacement du tibia en dedans et en avant (Fig. 61 b). C'est pour cette raison qu'on recherche le signe en rotation interne. Celle-ci n'est pas arrêtée par un LCA rompu et cela permet donc au tibia de glisser en avant et en dedans dès le début de la flexion, dès le «déverrouillage» du genou.
C'est ensuite à 15°-30° que l'ensemble du tibia se remet en place sous les condyles avec le ressaut caractéristique (Fig. 61 c, d). Il est produit par l'ensemble du mouvement de correction de la subluxation, sans que l'on puisse mettre en cause tel ou tel élément et le ressaut en rotation interne n'est ni interne ni externe, il est global.

Le test du «pivot shift» de Mac Intosh [8] *ou ressaut condylien externe*

Galway, ancien assistant de Mac Intosh, nous a rapporté l'historique du test. Au cours de l'examen d'un joueur de hockey, ce dernier lui précisait que malgré une double miniscectomie, son genou lâchait et ne «tenait pas». Le joueur eut la phrase révélatrice: «Quand je pivote, mon genou glisse» («When I pivote my knee shifts»).
Mac Intosh chercha méthodiquement à reproduire cette sensation, en examinant le patient de façon particulière. Il fit la relation entre cette sensation de déboîtement, de «glissement», et la rupture du LCA. Ainsi est né le mot et le concept du «pivot shift». Ce terme est donc la contraction d'une phrase qui exprimait un symptôme. Actuellement, dans la description de l'examen clinique du genou, le pivot shift n'exprime plus seulement un symptôme mais un signe objectif qui témoigne de la rupture du LCA. Lorsqu'on parle de pivot shift ou de ressaut condylien externe, on décrit désormais un ressaut objectif sans préjuger pour autant d'un retentissement fonctionnel, au point que certains auteurs ont distingué le pivot shift symptômatique du pivot shift asymptômatique et, bien entendu, lui accordent une gravité différente en fonction de ces deux conditions.
Il est désormais montré que le pivot shift est un signe de rupture du LCA, avec une cotation établie en fonction de l'impression clinique objective:

- 1 + : difficile à rechercher mais positif,
- 2 + : facile à rechercher mais avec un faible déplacement,
- 3 + : facile à obtenir mais avec un fort déplacement.

Il n'a donc plus rien d'un symptôme. C'est la cotation du groupe d'études du LCA de l'AOSSM.

Technique de recherche (Fig. 62 a-h)

Le patient est en décubitus dorsal, l'examinateur du côté du membre à examiner. D'une main, il saisit le pied sans contrainte particulière en rotation et avec une très faible rotation interne. L'autre main applique une contrainte en valgus forcé sur la face externe de l'extrémité supérieure de la jambe. Il y a deux positions possibles de cette main supérieure: position de Mac Intosh (Fig. 62 a, b), la main en supination soutient l'extrémité supérieure de la jambe et le pouce s'appuie sur la tubérosité tibiale antérieure, et position de Galway (Fig. 62 c), la main en

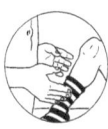

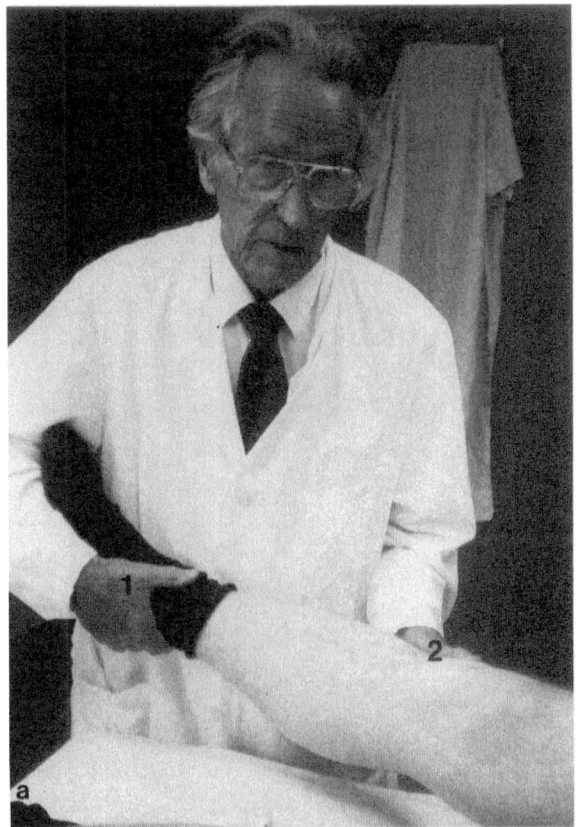

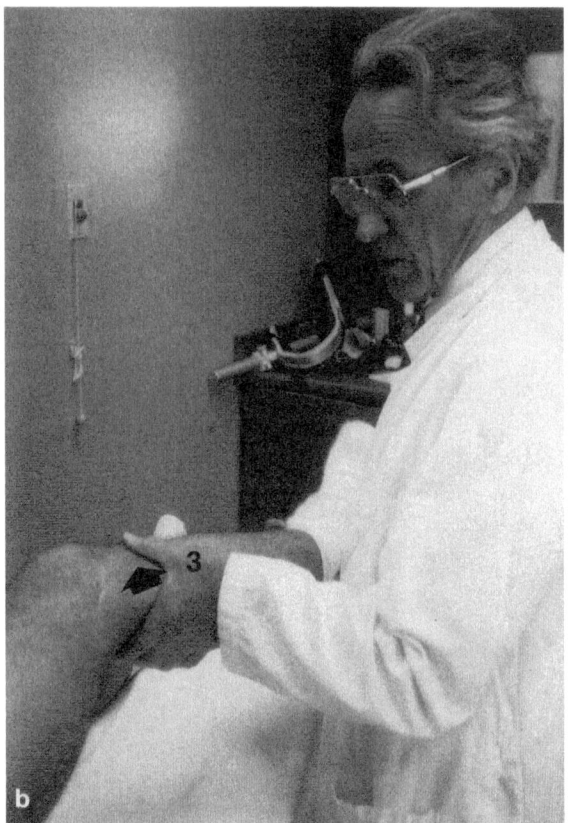

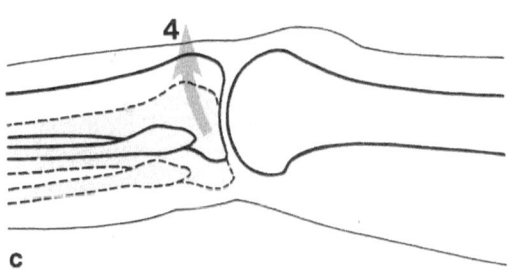

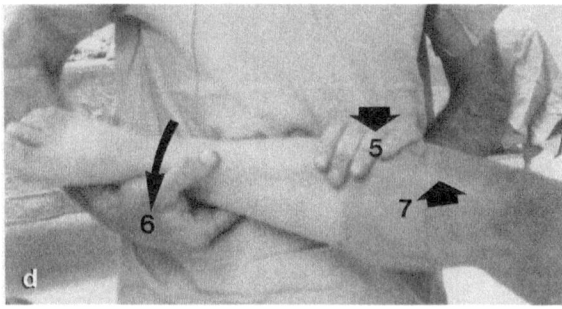

Fig. 62 a-i. Test du «pivot shift» ou ressaut condylien externe de Mac Intosh. ***a*** patient en décubitus dorsal, la main inférieure de l'examinateur tient la cheville en légère rotation interne *(1)*, la main supérieure applique une contrainte en valgus *(2)*, ***b*** position de Mac Intosh: pouce sur la tubérosité tibiale antérieure, main en supination *(3)*, ***c*** dès le début de la flexion apparaît la subluxation antérieure du plateau tibial externe *(4)*, bien visible sur une vue externe du genou, ***d*** noter la position de Galway: la main est en supination et crée une forte contrainte en valgus *(5)*, et par ailleurs la main inférieure peut éventuellement contrôler la rotation interne *(6)*. Après la réduction, la silhouette de l'extrémité supérieure de la jambe se normalisera *(7)*, ***e-i*** voir p. 44

pronation, plaquée contre le tiers supérieur de la jambe exerçant une contrainte en valgus forcé.
On commence alors la flexion et on voit se déplacer le plateau tibial externe en avant (Fig. 62d) dès les premiers degrés de flexion. On continue la flexion. On assiste à 30° à une réduction de la subluxation antérieure du plateau tibial externe avec un ressaut caractéristique que le patient reconnaît (Fig. 62 e-h).

C'est le pivot shift de Mac Intosh ou ressaut condylien externe. On voit que l'observation de ce signe s'est faite à la face externe du genou et nous verrons que c'est le condyle externe qui glisse sur le plateau tibial externe dans un ressaut, d'où sa traduction en ressaut condylien externe.

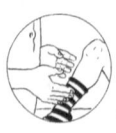

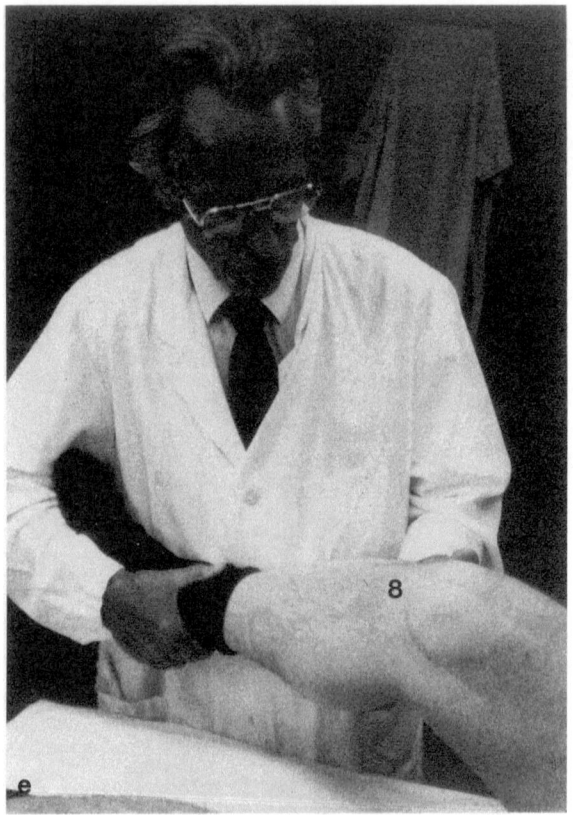

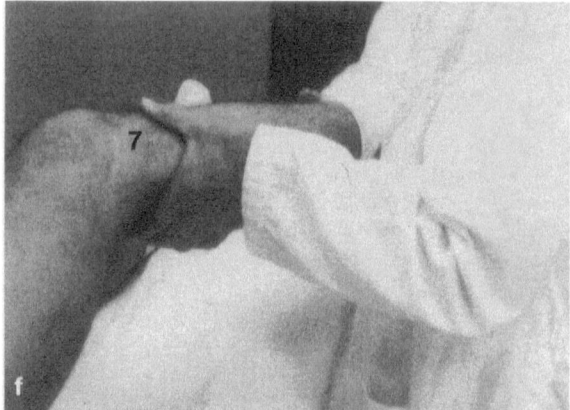

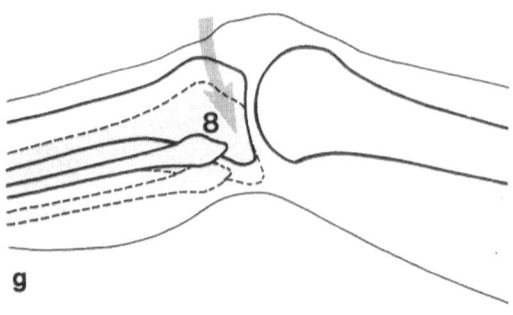

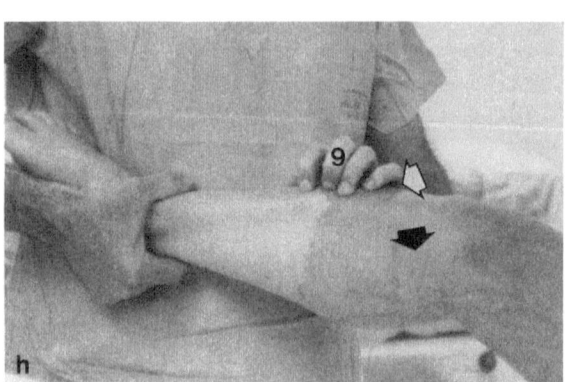

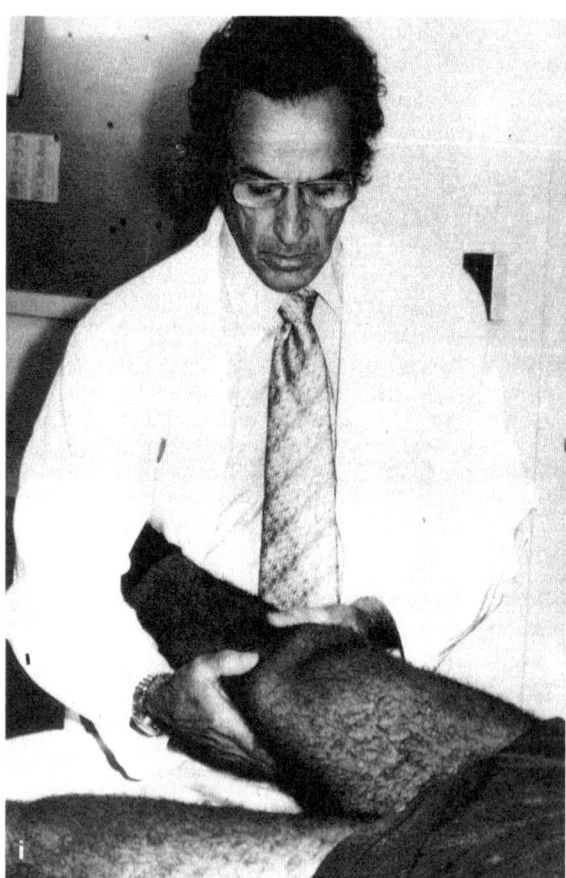

Fig. 62. e-h A 30° de flexion, apparaît la réduction à la subluxation antérieure du plateau tibial externe *(8)* sous la forme d'un ressaut perçu par le patient. Noter la position de la main de Mac Intosh en supination qui soutient l'extrémité supérieure du tibia et la position de la main supérieure de Galway en pronation à la face externe de la jambe qui permet de mieux pousser en valgus *(9)*, *i* voici comment Mac Intosh recherchait le ressaut condylien externe en 1973. Cette technique s'est affinée, mais il est troublant de rapprocher cette position des mains avec celle du test de Noyes (Cliché prêté par Jakob)

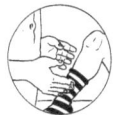

Physiopathologie

La qualité du ressaut est fonction de deux contraintes, le valgus forcé et la rotation interne non forcée, appliquées à la jambe par rapport à la cuisse, et qui par la sensibilisation qu'elles entraînent, expliquent sa survenue.

Dès que commence la flexion, avec la contrainte en valgus, le fémur roule en arrière sur le tibia jusqu'à 30° de flexion, en raison de l'absence de frein que constitue habituellement le LCA. Ainsi apparaît la subluxation antérieure du plateau tibial externe, sorte de tiroir rotatoire antéro-externe à 30° de flexion, Lachman translatoire antéro-externe. Ce déplacement postérieur du fémur par rapport au tibia est aidé par la convexité du plateau tibial externe, dont la pente postérieure favorise le déplacement du fémur en arrière. Il est indispensable d'appliquer une forte pression en valgus, afin de favoriser le maximum de roulement par rapport au glissement (Fig. 63 a, b; voir aussi Fig. 66 b).

La bandelette ilio-tibiale joue un rôle très important dans la production de ce déplacement (Fig. 64 a, b), car très tendue, elle pousse en arrière le condyle fémoral externe et on peut donc admettre que la rotation externe du fémur ajoutée à la rotation interne du tibia augmente encore le phénomène de subluxation antérieure du plateau tibial externe. Il se produit en outre à ce stade un phénomène d'étirement de la bandelette ilio-tibiale en particulier dans ses fibres fémoro-tibiales de Kaplan ou ligament fémoro-tibial antéro-externe (voir Fig. 66 b). En effet, lorsqu'on applique très fortement le valgus et que, tibia subluxé, on force en flexion, on voit la bandelette ilio-tibiale se tendre comme une corde (voir Fig. 70 d, e). Ce mouvement donne l'impression que le fémur et le tibia s'ouvrent comme un livre sur une charnière postérieure constituée par le bord postérieur du plateau tibial externe – avec le ménisque externe – et le condyle externe (voir Fig. 66 b).

C'est probablement dans ces fortes contraintes en valgus avec fémur et tibia subluxés que se produit une élongation progressive de la bandelette ilio-tibiale, responsable de l'augmentation de la laxité ligamentaire antéro-externe.

Faut-il pour autant admettre que le ressaut condylien externe peut exister sans élongation du ligament fémoro-tibial antéro-externe?

La subluxation antérieure du plateau tibial externe, le tiroir rotatoire antéro-externe à 30° de flexion, peuvent-ils exister avec une rupture pure et isolée du LFTAE? L'expérience de Mac Intosh rapportée par Jakob [15] montre qu'après section du LCA apparaît la subluxation antérieure, qui augmente

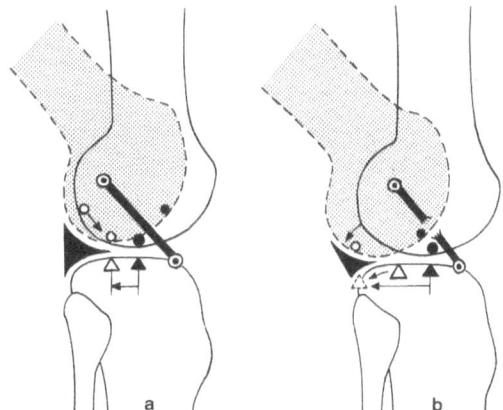

Fig. 63 a, b. Phénomène de roulement pur du fémur sur le tibia sans glissement, par absence de retenue du croisé antérieur, rompu. Le rond blanc *(b)*, repère sur le condyle fémoral, au lieu de se superposer avec le triangle blanc tibial lorsqu'il y a glissement-roulement *(a)*, vient se superposer avec le triangle blanc en pointillé, en arrière du plateau tibial externe. On voit par ailleurs l'importante contrainte supportée par la corne postérieure du ménisque. (Müller [26])

après section du tractus ilio-tibial, mais se réduit à nouveau si on rattache le tractus ilio-tibial. Il est donc certain que le fascia lata joue un rôle dans la retenue de la subluxation antérieure du plateau tibial externe. Il est prouvé aussi qu'on peut obtenir une subluxation antérieure du plateau tibial externe après section isolée du LCA (Noyes) [28].

A ce stade, le fascia lata est encore extenseur du genou et par conséquent, favorise par sa traction la subluxation antérieure de plateau tibial externe (voir Fig. 64 a).

Puis (Fig. 65 a, b et 66 c) la bandelette ilio-tibiale va passer sur le sommet de la face externe du condyle externe (épicondyle de Hughston) par lequel passe l'axe de flexion momentané du condyle. La bandelette devient fléchisseur (Fig. 65 b) et c'est alors que se produit le ressaut (Fig. 66 c, d), constitué de deux phénomènes:

– le passage du fascia lata sur le sommet du condyle externe dans un mouvement de glissement rapide (Fig. 64 a, b et 65 a, b),
– la réduction brutale du la subluxation antérieure du plateau tibial externe.

Ce rôle capital du fascia lata a été largement montré également par Losee, comme nous le verrons plus loin.

Ainsi, la rotation interne, le valgus et la flexion constituent les trois composantes indispensables à la sensibilisation maximum du test du pivot shift de

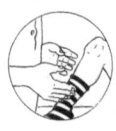

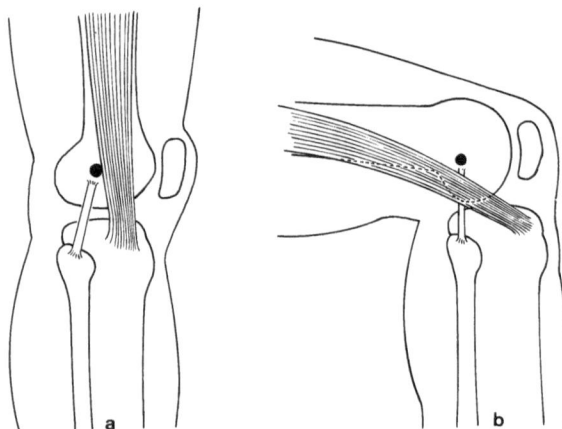

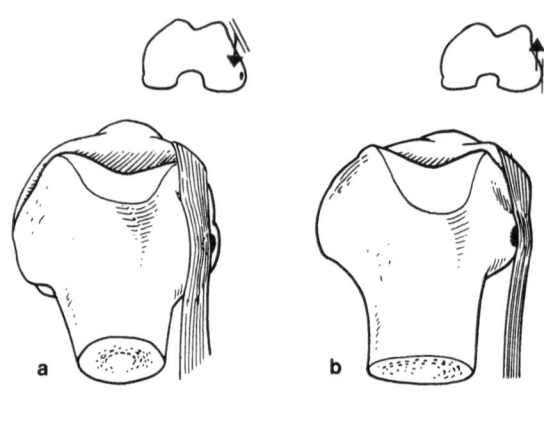

Fig. 64 a, b. Rôle du fascia lata dans la production du ressaut. *a* au début de la flexion, le fascia lata tendu repousse en arrière le condyle fémoral externe, lui-même déjà subluxé en arrière par rapport au tibia. La rotation interne du tibia et la rotation externe du fémur combinées augmentent encore le phénomène de la subluxation. Par ailleurs, on comprend la distension progressive du fascia lata avec l'augmentation de l'ouverture antérieure de l'interligne fémoro-tibial sur une charnière fixe condyle externe du fémur-bord postérieur du plateau tibial externe, *b* avec l'augmentation de la flexion, le fascia lata devient fléchisseur après être passé sur le condyle externe. Ce passage produit-il en lui-même la sensation de ressaut? (Müller [26])

Fig. 65 a, b. En extension, le fascia lata est en avant de l'axe de flexion, il est extenseur *(a),* alors qu'en flexion il est fléchisseur *(b)* car il passe en arrière de l'axe de rotation du fémur et par conséquent il attire le tibia vers l'arrière. (Müller [26])

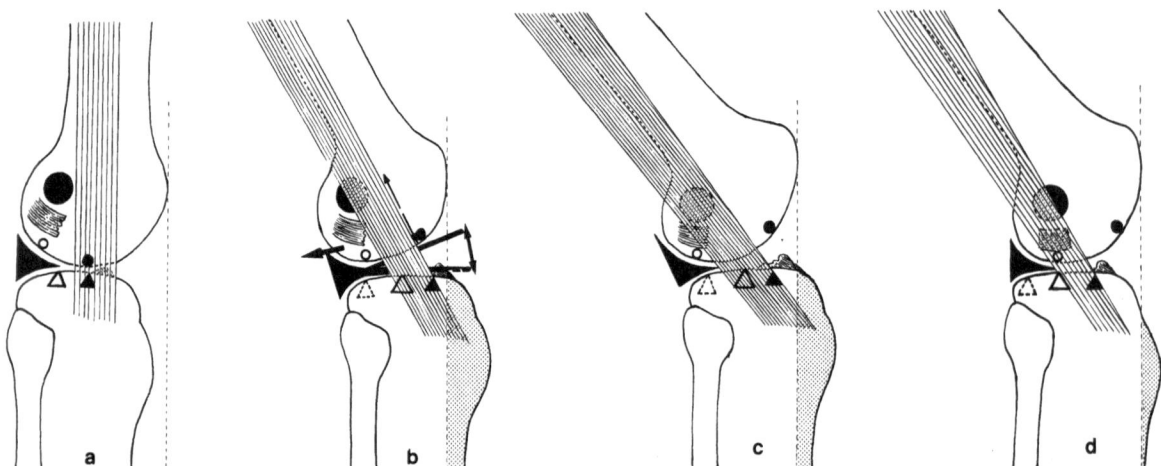

Fig. 66 a–d. En extension *(a),* le fascia lata passe en avant de l'axe de flexion. Le genou est verrouillé et réduit. Dès qu'apparaît un début de flexion *(b),* à condition qu'il y ait une forte contrainte en valgus, le fémur roule en arrière sur le plateau tibial. Au lieu de rouler et glisser, le genou s'ouvre en avant sur une charnière postérieure fémoro-tibiale entraînant une élongation progressive du fascia lata. Cela accroît la laxité rotatoire antéro-externe, et explique l'augmentation du déplacement dans les laxités anté-

rieures anciennes: les laxités mono-ligamentaires initiales ont tendance à se globaliser secondairement. Les freins secondaires se rompent et se distendent après rupture des freins primaires. Le fascia lata passe à frottements durs *(c),* car il est très tendu sur l'épicondyle externe et il se produit un ressaut lorsqu'il le dépasse. Ce ressaut du fascia lata s'accompagne de la réduction de la subluxation du tibia *(d),* seconde origine physiopathologique du ressaut. (Müller [26])

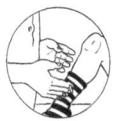

Mac Intosh. Sa traduction par le ressaut condylien externe correspond à la réalité physiopathologique, car c'est bien au niveau du condyle fémoral externe que se situent les quatre phases du ressaut (Fig. 66 a–d):

- le refoulement du condyle en arrière par le fascia lata, extenseur du genou tendu,
- son refoulement en arrière du plateau tibial externe par l'insuffisance du LCA,
- le passage du fascia lata sur l'épicondyle,
- son retour par glissement en avant pour retrouver des rapports normaux avec le plateau tibial externe au-delà de 30° de flexion. Ce glissement correspond à une réduction de la subluxation antérieure du plateau tibial externe, car le fémur étant fixé par la hanche, c'est le tibia qui bouge en fin de test.

L'inconvénient de la recherche de ce signe est qu'il induit des contractures de défense par les contraintes forcées qu'il nécessite. Il est surtout net sous anesthésie générale. On comprend en outre qu'il ne puisse plus être recherché dans les analyses des résultats chirurgicaux où la technique opératoire a utilisé le fascia lata comme transplant.

Ce signe se rapproche le plus de la symptômatologie fonctionnelle, car il reproduit les contraintes de fonctionnement du genou en valgus, c'est-à-dire la compression externe du compartiment externe comme dans le genou en charge. Sa recherche en rotation reproduit également le mouvement de pivot au cours duquel le sportif éprouve ses sensations de déboîtement, d'où l'originalité du mot anglais «pivot shift».

Les cinq tests de subluxation antérieure du plateau tibial externe de Losee [21-24]

Losee utilise le même signe que Mac Intosh depuis 1969. Historiquement, il l'a décrit en même temps. Il produit en effet une correspondance avec Kennedy de la première observation de ce phénomène, clichés radiologiques à l'appui. En 1978, il en a publié son expérience au JBJS [21]. Pour Losee, la subluxation antérieure du plateau tibial externe est un type fréquent et particulier de laxité, correspondant à une insuffisance du LCA, des segments capsulaires postéro-externes et externes purs. Il existe aussi un ressaut interne, mais il est rare. Ce ressaut a été appelé:

- instabilité en rotation interne,
- instabilité rotatoire antéro-externe,

- subluxation antérieure du plateau tibial externe,
- subluxation antéro-externe.

Technique de recherche

Test n° 1 [21]

La meilleure technique pour *produire* la subluxation est de mobiliser le genou de 90° de flexion vers l'extension (Fig. 70 a).
Le patient est en décubitus dorsal et il faut exercer une forte pression à la face postéro-externe de l'extrémité supérieure du tibia. En 1978, Losee recommandait la position de la main suivante: les quatre derniers doigts appuyés sur la rotule et le pouce sur la tête du péroné (Fig. 67 et 70 b).
En fait, le plus important n'est pas la position de la main, car le but est de comprimer le compartiment externe du genou. On peut aussi bien provoquer la compression par une pression postéro-externe sur la jambe (Fig. 68).
Au début du test, pour assurer la réduction, le tibia est en rotation externe, mais sans contrainte, de telle sorte qu'il puisse librement se mettre en rotation interne au moment de la subluxation. Le mieux est d'empaumer le talon ou la cheville sans contrainte rotatoire (Fig. 67 et 68).
Par conséquent, le principe est de tirer par la main du pied et de pousser par la main du genou (Fig. 68 et 70 b).

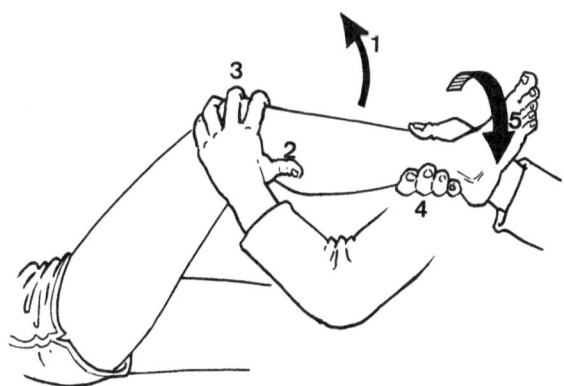

Fig. 67. Test n° 1 de Losee: technique de recherche de la subluxation antérieure du plateau tibial externe. Elle se recherche de flexion en extension *(1)*. Initialement, Losee recommandait la main supérieure sur le genou de telle sorte que le pouce s'appuie sur la face postérieure du péroné *(2)* et pousse vers l'avant, les autres doigts étant appuyés sur la rotule *(3)*. La main inférieure tient la cheville mais sans contrôler la rotation *(4)*, le pied est, au début du test, en légère rotation externe *(5)* et cela favorise la réduction de la subluxation. Secondairement la position de la main supérieure a été changée (voir Fig. 68). (Losee [21])

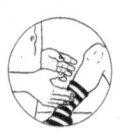

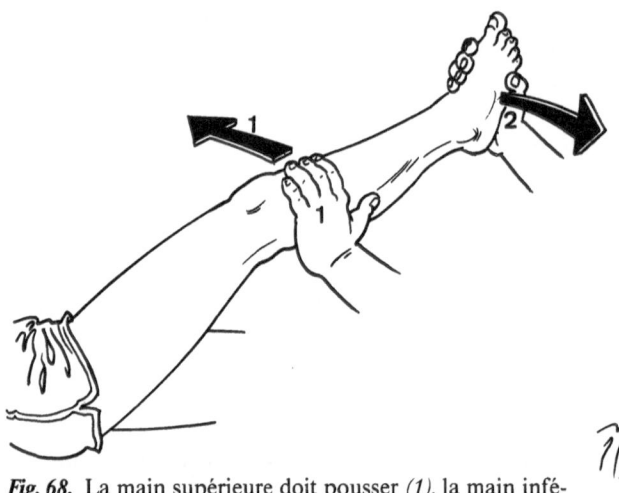

Fig. 68. La main supérieure doit pousser *(1)*, la main inférieure doit tirer *(2)*. Le but est de mettre le compartiment externe en compression et d'aider la subluxation antérieure par une poussée en avant et en dedans

Fig. 69. Autour de 20° de flexion le plateau tibial externe ▷ se subluxe en avant et le pied se met spontanément en rotation interne *(1)*. Le patient reconnaît alors une sensation caractéristique: le test est positif. La subluxation du PTE entraîne en avant une saillie de la région de la tubérosité antérieure *(2)*

Fig. 70. voir p. 49

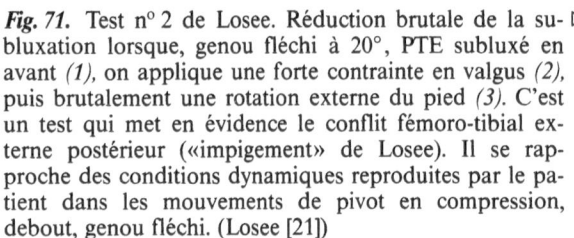

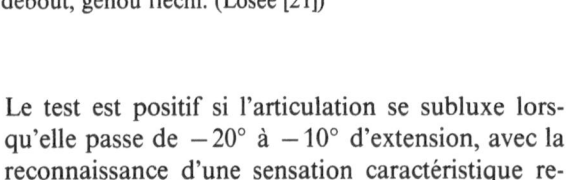

Fig. 71. Test n° 2 de Losee. Réduction brutale de la su- ▷ bluxation lorsque, genou fléchi à 20°, PTE subluxé en avant *(1)*, on applique une forte contrainte en valgus *(2)*, puis brutalement une rotation externe du pied *(3)*. C'est un test qui met en évidence le conflit fémoro-tibial externe postérieur («impigement» de Losee). Il se rapproche des conditions dynamiques reproduites par le patient dans les mouvements de pivot en compression, debout, genou fléchi. (Losee [21])

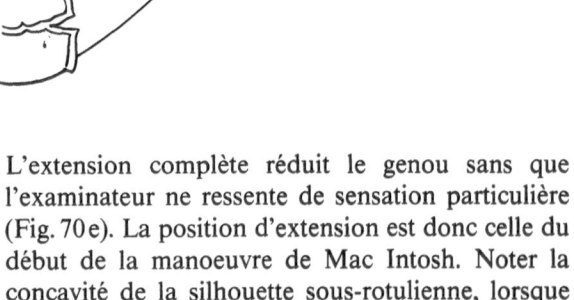

Le test est positif si l'articulation se subluxe lorsqu'elle passe de − 20° à − 10° d'extension, avec la reconnaissance d'une sensation caractéristique retrouvée par le patient (Fig. 69 et 70 c).

Puis on peut revenir un peu en flexion, mais avec une forte contrainte en valgus, on voit alors se tendre le fascia lata (Fig. 70 d). Cette tension est due à l'ouverture antérieure de l'articulation sur une charnière postérieure fixe constituée par le contact fémoro-tibial postérieur (voir Fig. 66 b).

Au moment de la subluxation, noter la rotation interne du pied (Fig. 70 c, d). La subluxation entraîne une saillie vers l'avant de la tubérosité tibiale antérieure.

L'extension complète réduit le genou sans que l'examinateur ne ressente de sensation particulière (Fig. 70 e). La position d'extension est donc celle du début de la manoeuvre de Mac Intosh. Noter la concavité de la silhouette sous-rotulienne, lorsque le genou est réduit.

Test n° 2 [24] (Fig. 71 et 72 a, b)

C'est un *test de réduction brutale de la subluxation*. Le patient est sur le dos, tandis que l'examinateur saisit le pied d'une main, l'autre main soutenant la face postéro-externe de la jambe, immédiatement

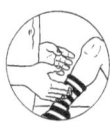

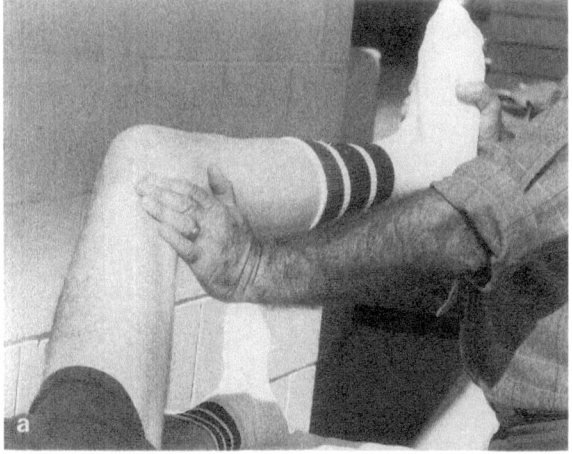

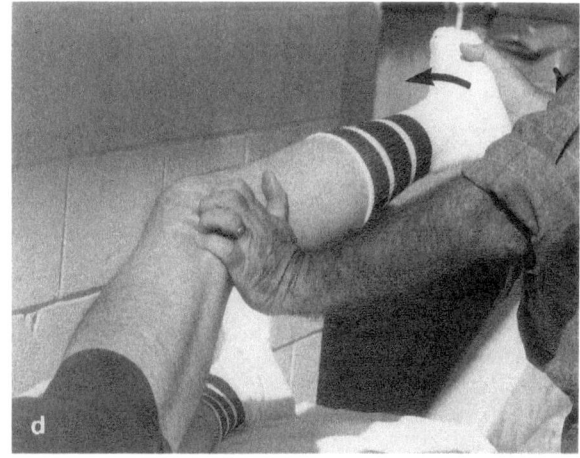

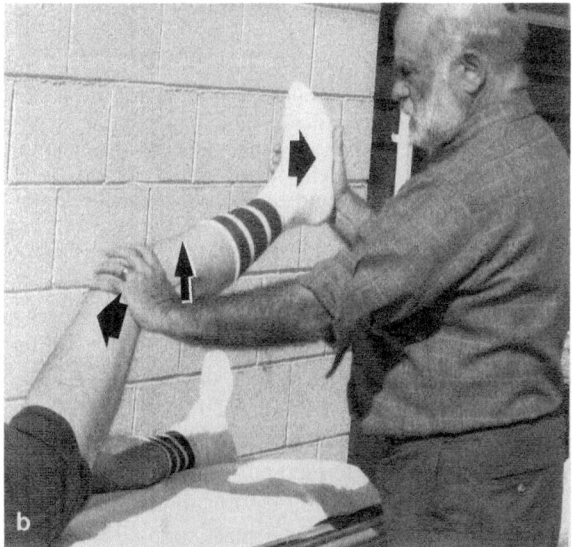

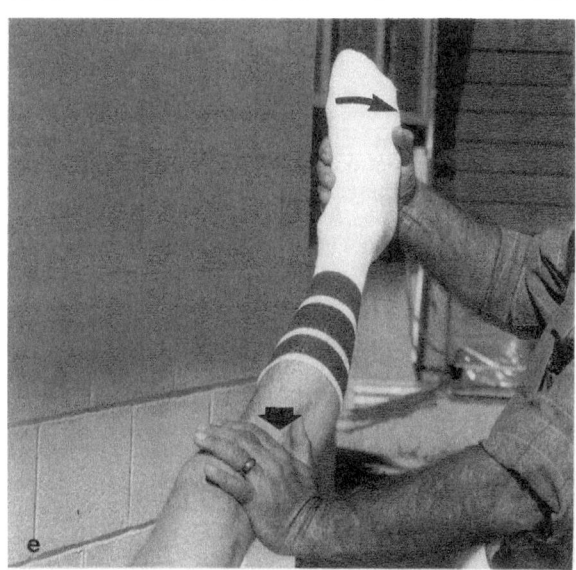

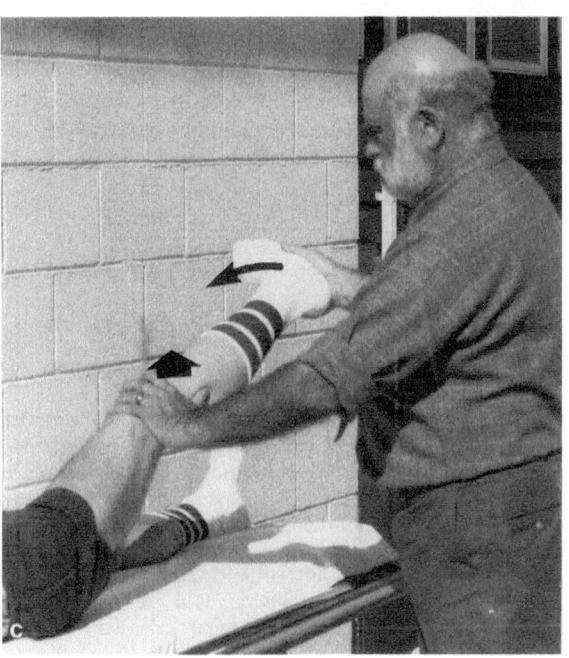

Fig. 70a–e. Test n° 1 de Losee: production-réduction de la subluxation antérieure du plateau tibial externe. *a* la main inférieure tient le pied sans contrôler la rotation et tire. La main supérieure située, soit face externe du condyle externe du fémur, pouce derrière la tête du péroné, soit face postéro-externe de jambe, tire, *b* à 20°–30° de flexion se produit la subluxation antérieure du plateau tibial externe avec rotation spontanée du pied, *c* au fur et à mesure qu'augmente l'extension, la subluxation antérieure du plateau tibial externe peut augmenter et la rotation interne du tibia également, *d* noter les doigts de la main gauche palpant la tension du fascia lata dès le déput de la subluxation. Cette tension augmente si on fléchit à nouveau le genou, plateau tibial subluxé. On devine un bâillement antérieur de l'articulation fémoro-tibiale (voir 66b) et cela étire le fascia lata. C'est un mécanisme d'élongation progressive du ligament fémoro-tibial antéro-externe et, partant, d'augmentation de la laxité, *e* l'extension progressive aboutit à la réduction de la subluxation. Cette sensation est subtile et rarement perçue par l'examinateur. La réduction est due à la tension des ligaments capsulaires postérieurs qui se tendent au moment de l'extension complète du genou. (Losee [21])

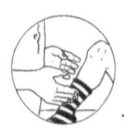

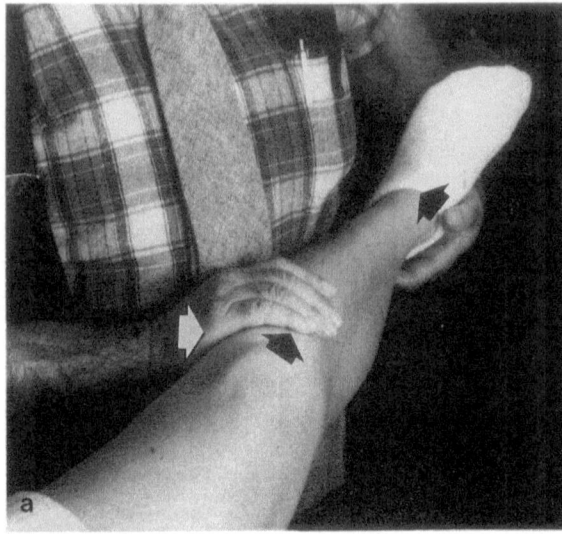

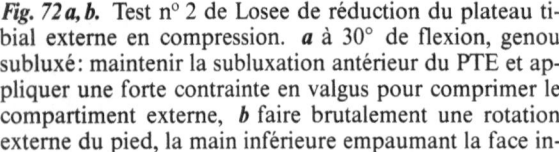

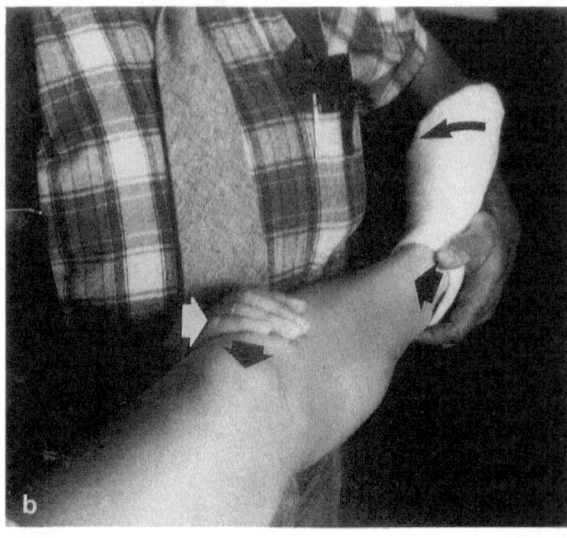

Fig. 72a, b. Test n° 2 de Losee de réduction du plateau tibial externe en compression. *a* à 30° de flexion, genou subluxé: maintenir la subluxation antérieur du PTE et appliquer une forte contrainte en valgus pour comprimer le compartiment externe, *b* faire brutalement une rotation externe du pied, la main inférieure empaumant la face interne de la cheville. On obtient une réduction de la subluxation avec sensation désagréable ressentie par le patient, comme au moment des phénomènes de déboîtement qu'il décrit. Cela est dû au conflit fémoro-tibial externe postérieur en compression («impigement» de Losee [24])

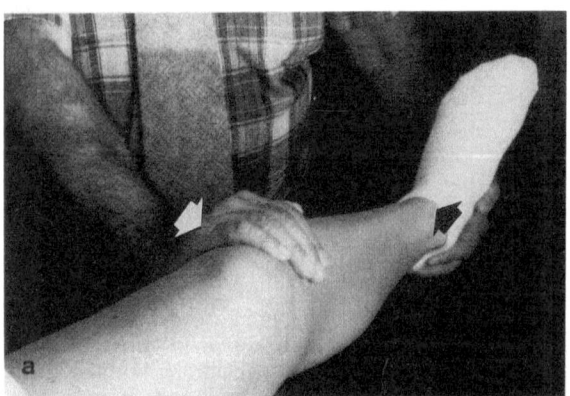

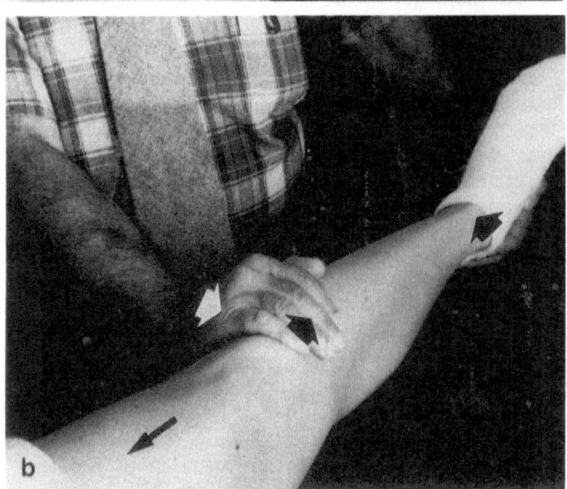

au-dessous de l'interligne. Cette main soulève alors le genou pour l'amener à 20° de flexion. La subluxation apparaît (Fig. 72 a). A 20° de flexion cette main pousse en force, tandis qu'en même temps la main inférieure met le pied en rotation externe brutale (Fig. 72 b). Si le genou est instable, tous les éléments nécessairement rencontrés dans le ressaut condylien externe apparaissent: c'est un ressaut douloureux. Ce test montre le conflit fémoro-tibial externe douloureusement ressenti par le patient au moment de la réduction par rotation externe de la jambe: c'est le ressaut condylien externe rendu symptômatique.

◁
Fig. 73a, b. Test n° 3 de Losee de production de la subluxation par effet «fronde» du quadriceps. *a* à 30° de flexion, genou réduit: appliquer une forte contrainte en valgus, puis demander au patient d'allonger brutalement la jambe par contraction du quadriceps, *b* il se produit la subluxation antérieure du PTE avec même sensation que pour le test n° 2. Généralement la douleur réssentie par le patient le fait décontracter son quadriceps par inhibition et fléchir le genou, ce qui réduit la subluxation brutalement et désagréablement si le valgus a été maintenu: le conflit fémoro-tibial externe postérieur est à son comble. (Losee [24])

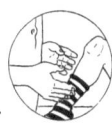

Test n° 3 [24] (Fig. 73 a, b)

C'est un test de production active de la subluxation. C'est un test actif, reproduisant l'effet «fronde» du quadriceps. Il peut être utilisé lorsque le fascia lata est déficient ou a été utilisé pour la chirurgie, ou encore dans les tests de Mac Intosh négatifs.

D'une main, l'examinateur applique une forte contrainte en valgus, de l'autre il tient le pied en rotation indifférente (Fig. 73 a). Le genou est mis à un angle de flexion habituellement favorable à la subluxation entre 10° et 40°. On demande alors au patient de contracter son quadriceps en étendant brutalement le genou (Fig. 73 b). Il ressent une gêne fonctionnelle, une sorte de déboîtement et l'examinateur voit la subluxation antérieure se produire. Elle se réduit aussitôt car le patient relâche son quadriceps par inhibition réflexe liée à la douleur. L'appréhension ou le refus de pousser brutalement le genou en extension, suffit à considérer le test positif et significatif d'une rupture de LCA. Cela est d'ailleurs assez fréquent.

Dans ce test, il n'y a pas de mouvement rotatoire, c'est la contraction seule du quadriceps qui produit la subluxation postérieure du condyle externe du fémur. C'est dans ce mouvement de subluxation que se produit le conflit fémoro-tibial externe en compression, «impingement» décrit par Losee.

Tests n° 4 et n° 5 [24] (Fig. 74–75 a–b)

Ce sont des tests de retenue de la subluxation antérieure du PTE.

Le mouvement se fera dans le sens des tests n° 3 et n° 1 respectivement pour les tests n° 4 et n° 5, mais les doigts seront placés de telle sorte, qu'ils vont retenir la subluxation: le pouce entre les tubérosités tibiales antérieure et latérale (Gerdy), les autres doigts derrière le condyle externe (Fig. 74 a, b): test n° 4 actif.

On demande alors au patient de contracter le quadriceps. Si la subluxation ne se produit pas, le signe est négatif et de valeur. Il signifie un test d'efficacité à priori de la ténodèse extra-articulaire du type Lemaire, Losee, Andrews ou Müller.

Test n° 5 passif sous anesthésie générale (Fig. 75 a, b)

Le mouvement se fera dans la position 1 avec les doigts en retenue. Si la subluxation ne se produit pas, le test est négatif.

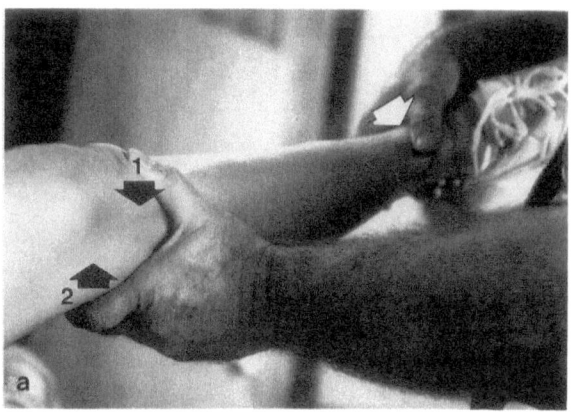

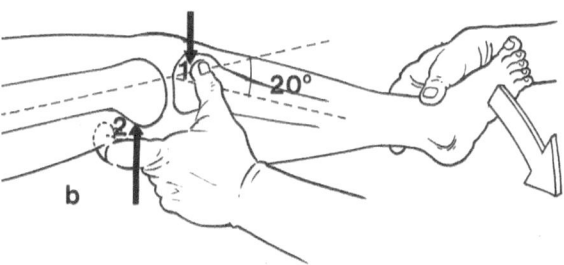

Fig. 74 a, b. Test n° 4 actif de Losee: retenue manuelle de la subluxation antérieure du plateau tibial externe. C'est un test de l'efficacité post-opératoire à priori des ténodèses-ligomentoplasties externes type Lemaire, Losee, Andrews ou Müller. Le principe est d'empêcher la subluxation antérieure du PTE du test n° 1. Commencer ce test comme le test n° 3, la main supérieure étant disposée différemment: le pouce est appliqué sur la tubérosité antérieure *(1)*, les autres doigts derrière le condyle externe *(2)* forment une pince empêchant la subluxation. On demande au patient de contracter le quadriceps: le signe est négatif s'il n'y a pas de subluxation. Il est positif si la subluxation se produit et il faut rechercher, soit un RCE inversé, soit une augmentation de l'angle Q, soit un défect large sur le condyle externe. C'est alors une contre-indication à la ténodèse externe extra-articulaire des différents types nommés ci-dessus. (Losee [24])

Pour Losee, *ce test est positif si on ne peut pas retenir la subluxation.* Ceci pour attirer l'attention de l'examinateur sur trois raisons d'impossibilité:

- il peut exister un RCE inversé et alors la pince tibia-fémur favorise le ressaut inversé en augmentant le déplacement plutôt qu'en le retenant;
- il peut exister un large défect sur le condyle fémoral externe;
- il peut exister une augmentation de l'angle Q pouvant atteindre 40°. En ce cas, on ne peut pas avec la main, empêcher le genou de se subluxer et la ténodèse externe extra-articulaire échouera. En effet, la position de l'insertion du tendon rotulien fait qu'il est là encore plus antagoniste du

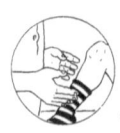

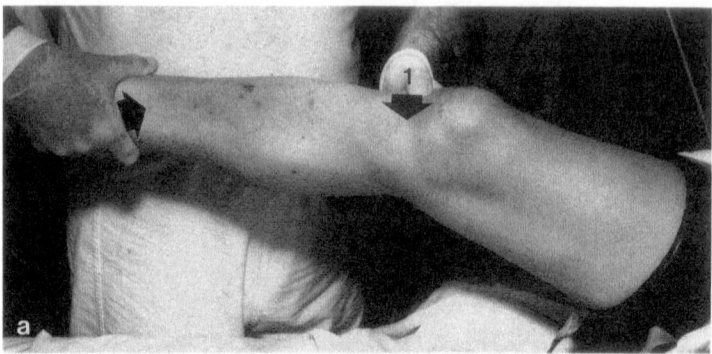

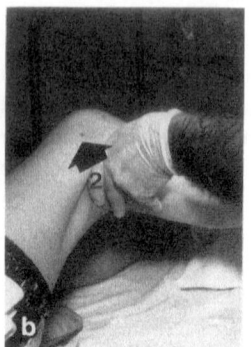

Fig. 75 a, b. Test n° 5 passif de Losee. Ce test est recherché sous anesthésie générale. Les mouvements et les positions des mains sont comme dans le test n° 1, sauf la main supérieure qui est placée comme dans le test n° 4. Mêmes conclusions que pour ce dernier. (Losee [24])

LCA, car plus rotatoire interne du tibia et plus subluxant vers l'avant (Fig. 76 a, b).

Ce principe a servi de base à l'opération de Smillie en 1940, pour pallier à la rupture du LCA, en transposant la rotule en dedans. Ces tests de retenue actif ou passif (n° 4 ou n° 5) constituent, lorsqu'ils sont positifs, une *contre-indication à l'opération de té-*

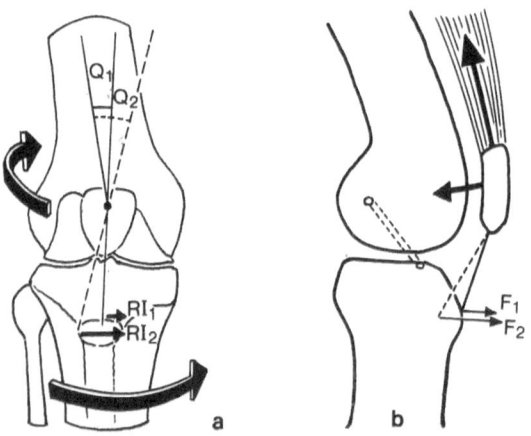

Fig. 76 a, b. Les effets de l'obliquité du tendon rotulien et de l'augmentation de l'angle *(Q)*. *a* sur une vue de face et en projection frontale, l'augmentation de l'angle *(Q)* provoque une nette augmentation de la composante rotatoire interne *(RI)* au moment de la contraction du quadriceps et par conséquent son antagonisme avec la plastie palliative extra-articulaire fixée en rotation externe, *b* sur une vue de profil en projection sagittale, l'augmentation de l'angle *(Q)* provoque, par une translation postérieure de l'insertion basse du tendon rotulien une augmentation de la force de traction antérieure du tibia (f$_1$ > f$_2$) et par conséquent l'antagonisme avec la pince pouce-index de retenue, puis éventuellement avec la plastie palliative externe extra-articulaire. Cela peut également augmenter les conflits fémoro-patellaires externes

nodèse externe. C'est là un point intéressant qui doit conduire dans les genoux laxes par déficience du LCA chez la jeune fille à tendon rotulien très oblique et angle Q augmenté, à mesurer la distance TA-GT de Goutallier et Bernageau: sur un cliché radiographique axial du genou, mesurer la distance projetée sur un plan horizontal entre la tubérosité tibiale antérieure et la gorge de la trochlée. Cela doit faire réfléchir dans ce cas sur l'indication de la ténodèse externe qui est fixée en rotation externe. Cette plastie palliative augmente la TA-GT, donc l'antagonisme du tendon rotulien tiré par le quadriceps. Cela peut également augmenter les conflits fémoro-patellaires externes.

Physiopathologie [22]

Ces cinq tests font ressortir plusieurs facteurs dans la production des troubles:

- les rotations du fémur et du tibia (Fig. 77 c, 78 et 81),
- la flexion-extension du genou (Fig. 77 a, b),
- l'effet «fronde» du quadriceps (Fig. 78),
- l'effet de «coin» du bord postérieur du plateau tibial externe qui entre en conflit avec le fémur et le ménisque (Fig. 79 et 80),
- la compression du compartiment externe, responsable de lésions fémoro-tibiales externes (Fig. 80 et 81 a, b).

Dans le test n° 1, le départ se fait au-delà de 40° de flexion, car dans cette position le genou est réduit: le fascia lata fléchisseur a tiré le tibia en arrière (Fig. 77 a). En extension complète, le genou est également réduit car c'est sa position de verrouillage; la capsule postérieure est tendue et refoule le

52

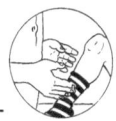

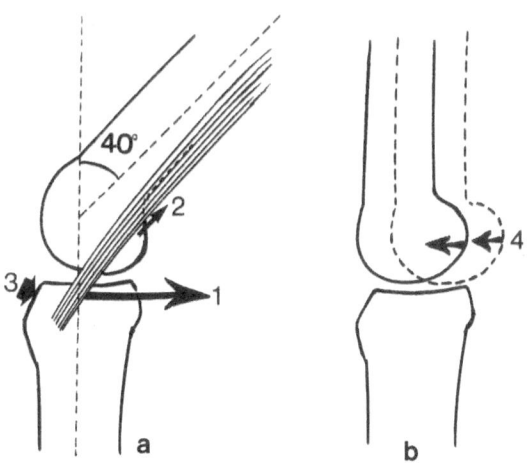

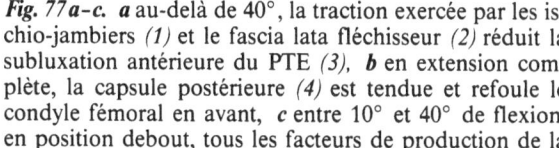

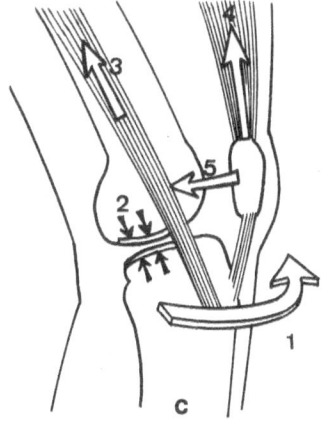

Fig. 77a–c. a au-delà de 40°, la traction exercée par les ischio-jambiers *(1)* et le fascia lata fléchisseur *(2)* réduit la subluxation antérieure du PTE *(3)*, *b* en extension complète, la capsule postérieure *(4)* est tendue et refoule le condyle fémoral en avant, *c* entre 10° et 40° de flexion, en position debout, tous les facteurs de production de la subluxation et du conflit fémoro-tibial externe postérieur sont à leur maximum: pied en rotation interne *(1)*, mise en compression du genou *(2)* par mise en charge en valgus, mise en tension du fascia lata *(3)*, contraction du quadriceps *(4)*, effet fronde *(5)* de ce dernier qui repousse le condyle externe vers l'arrière

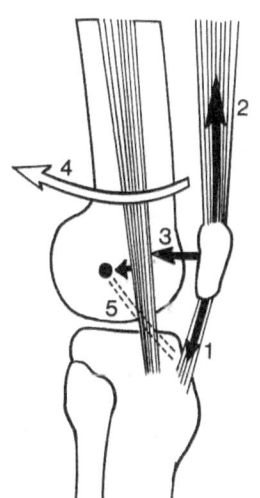

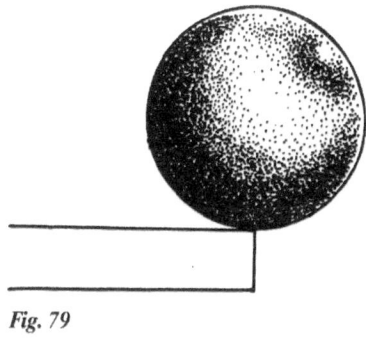

Fig. 79

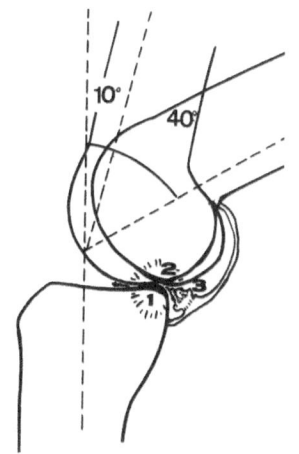

Fig. 78. L'effet «fronde» du quadriceps. Les forces de traction du quadriceps produisent un effet de «fronde» dans l'articulation fémoro-patellaire. Les caoutchoucs sont le tendon rotulien *(1)* et le quadriceps *(2)*, la rotule figure le cuir *(3)*. La contraction du quadriceps pousse en arrière le condyle externe et cette rotation externe *(4)* du fémur peut encore être favorisée par la position du patient. Cette poussée est normalement freinée par le LCA *(5 en pointillé)*, ainsi antagoniste du quadriceps

Fig. 79. Le condyle externe du fémur peut être comparé, lorsqu'il est subluxé, à une balle reposant sur le coin d'une planche figurant le PTE. Il est plus facile de pousser la balle hors de la planche (subluxation) que de la remettre sur la planche (réduction)

Fig. 80 (à droite). Le bord postéro-externe en coin du tibia *(1)* peut râcler le condyle fémoral externe *(2)* après avoir rompu, laminé la corne postérieure du ménisque externe *(3)*. Il peut aller jusqu'à labourer le cartilage au moment de la réduction: c'est alors que le trouble devient symptômatique

condyle fémoral en avant (Fig. 77b). Les symptômes peuvent donc apparaître seulement entre 10° et 40° de flexion.

C'est dans cette amplitude de 10° à 40° que les facteurs de production de la subluxation et du conflit fémoro-tibial externe sont à leur maximum: le pied fixé de préférence en rotation interne, la subluxation apparaît (Fig. 77 c et 81). La mise en compres-

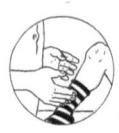

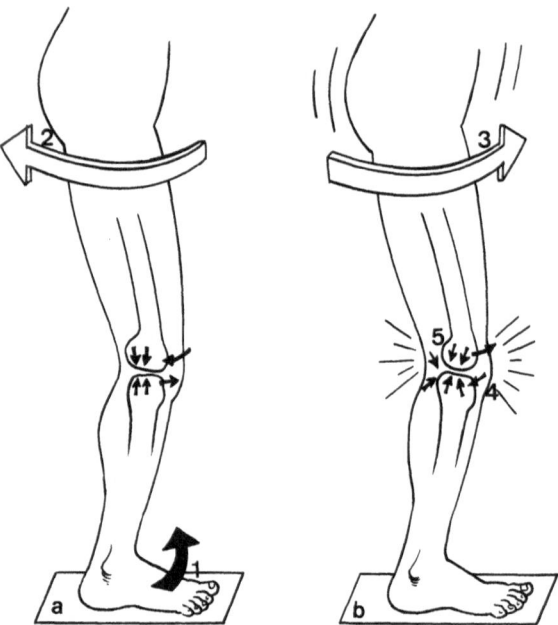

Fig. 81 a, b. Le ressaut condylien externe symptômatique. *a* patient debout, pied fixé plutôt en rotation interne *(1),* tronc retourné vers l'extérieur *(2),* quadriceps contracté: l'ensemble concourt à la subluxation postérieure du condyle externe du fémur *(flèche noire épaisse)* par rotation externe, *b* il cherche à se tourner vers l'intérieur *(3),* la cuisse d'appui se met en rotation interne, le patient ressent brutalement une douleur: c'est la réduction brutale de la subluxation *(4)* avec conflit fémoro-tibial postérieur, d'autant plus ressenti que la compression a été forte *(5)*

sion du genou par la forte charge, soit du patient debout, soit de la contrainte en valgus, ajoutée à la force de contraction du quadriceps et du tenseur du fascia lata, constitue un élément important de la production des symptômes (Fig. 77 c). Toutefois Losee insiste sur deux phénomènes mécaniques importants qui sont:

La rotation externe du fémur: La force de traction du quadriceps produit un effet de «fronde» dans l'articulation fémoro-patellaire (Fig. 78). Les caoutchoucs de la fronde sont le tendon rotulien et le quadriceps, la rotule figure le cuir. La contraction du quadriceps entraîne une force qui pousse le condyle externe loin en arrière sur le plateau tibial externe. C'est pour cette raison qu'on considère le quadriceps comme un antagoniste du LCA, d'où l'intérêt en kinésithérapie de ne pas insister sur la rééducation précoce du quadriceps dans les récupérations post-opératoires des plasties du LCA.

Le conflit fémoro-tibial externe (Fig. 79 et 80): En simplifiant, le condyle fémoral peut être comparé à une balle reposant sur le bord d'une planche représentant le plateau tibial externe. Un effet de «coin»

survient au moment où la balle se trouve sur le bord de la planche (Fig. 79). Il est plus facile de pousser la balle hors de la planche (subluxation) que de la remettre sur la planche (réduction). Ainsi, dans le genou subluxé et désadapté, le bord articulaire postéro-externe du tibia agit comme un «coin» qui entre en conflit avec le cartilage du condyle externe (Fig. 80).

Le bord postéro-externe en coin du tibia peut râcler le condyle fémoral externe après avoir rompu, laminé la corne postérieure de ménisque externe; il peut même véritablement s'enfoncer dans le condyle externe si la subluxation se maintient en compression, puis le labourer au moment de sa réduction. C'est alors que ce trouble devient symptômatique. Ces phénomènes sont reproduits dans les tests n° 2 et n° 3.

On le retrouve également dans les symptômes décrits par le patient (Fig. 81 a, b): pied fixé, lorsque, le tronc tourné vers l'extérieur, le patient veut se retourner vers l'intérieur, la cuisse d'appui se met en rotation interne. Le conflit par réduction se produit alors et est d'autant plus ressenti que la compression a été forte.

Si, comme le pense Lemaire, on considère le ressaut d'instabilité comme un phénomène global des deux plateaux tibiaux, on comprend ainsi la grande fréquence des lésions de la corne postérieure du ménisque interne par rapport aux lésions de la corne postérieure du ménisque externe. Ce dernier est en effet plus mobile, il peut par conséquent mieux s'effacer en arrière du point de conflit fémoro-tibial postérieur.

Le test de subluxation antérieure du plateau tibial externe, test n° 2 de Slocum [34]

Slocum en 1976 a présenté une autre variante des tests de laxité pour déficience du LCA: la recherche du ressaut condylien externe en décubitus demi-latéral.

Technique de recherche (Fig. 82–86)

La position du patient est la suivante: il n'est plus en décubitus dorsal mais tourné à 30° du côté opposé par rapport au côté examiné. Le bassin et le tronc sont légèrement basculés de l'autre côté, de telle sorte que le poids du membre inférieur soit transmis au talon (Fig. 82). On note par ailleurs l'angle aigu formé par le fémur avec le plan de la

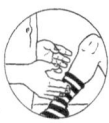

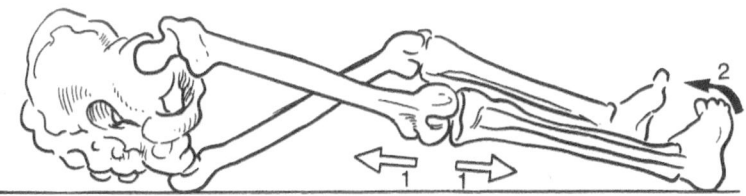

Fig. 82. Vue «squelettique» de la position du patient sur la table, pour montrer la production du valgus *(1)* par la compression externe et par ailleurs la position du talon sur le plan de la table pour favoriser la rotation interne du pied *(2)*. Slocum [34])

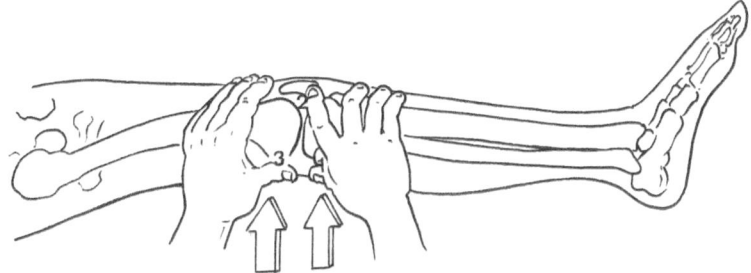

Fig. 83. Position des mains pour le test n° 2 de Slocum dans la recherche de la subluxation antérieure du plateau tibial externe: main inférieure pouce palpant la tête du péroné *(1)*, index au niveau de la partie antérieure de l'in-terligne *(2)*. Main supérieure en pronation sur la face externe de la cuisse, pouce palpant la face postérieure du condyle externe *(3)*

table et surtout la rotation interne du tibia par rapport au fémur, provoquée par l'appui talonnier, entraînant en même temps une contrainte en valgus du genou (Fig. 82). Cette position en valgus entraîne une compression du compartiment externe et une ouverture du compartiment interne.

La position des mains est importante (Fig. 83, voir aussi Fig. 85). La main inférieure se situe juste au-

▷

Fig. 84. Test n° 2 de Slocum pour la recherche de la subluxation antérieure du plateau tibial externe. Position du patient en inclinaison contro-latérale par rapport au côté examiné, genou dans le vide, le membre inférieur n'appuyant sur le plan de la table que par le talon, favorisant ainsi, par la rotation interne du pied, la subluxation du PTE. Le valgus du genou augmente la pression du compartiment externe (voir Fig. 91). Par ailleurs, la position des mains est importante: la main inférieure empaume l'extrémité supérieure de la jambe, le pouce situé sur la tête du péroné; la main supérieure empaume l'extrémité inférieure de la cuisse, le pouce palpant la face postérieure du condyle externe. Début de l'examen en extension: on provoque une pression verticale pour augmenter la compression du compartiment externe, puis on débute la flexion. A 20° apparaît la subluxation antérieure, puis autour de 40°, on sent la réduction du plateau tibial externe, en même temps que le patient ressent une sensation de déboîtement caractéristique. (Slocum [34]; Larson sur la photo)

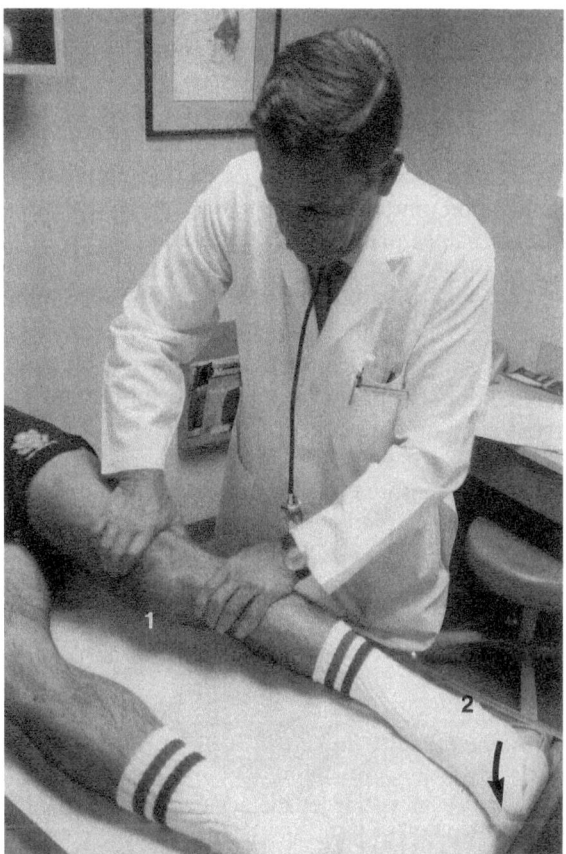

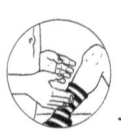

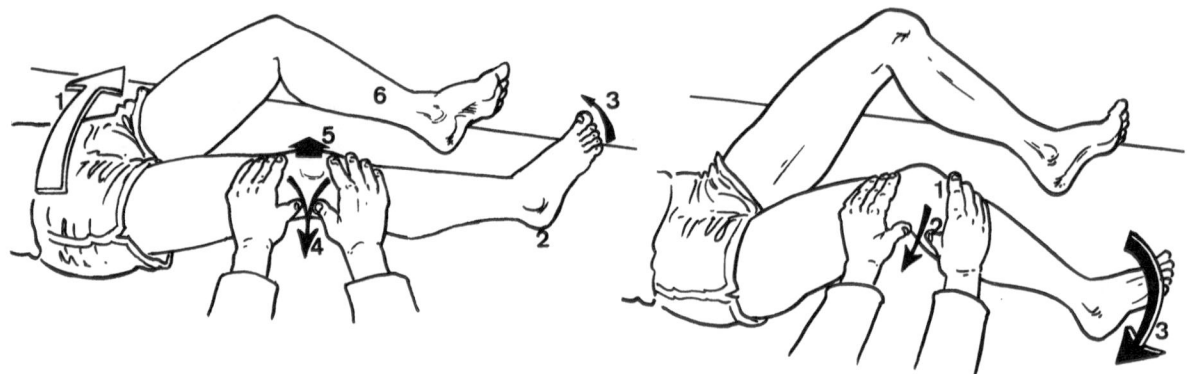

Fig. 85. Position initiale du test n° 2 de Slocum pour la recherche de la subluxation antérieure du plateau tibial externe. Le patient est basculé de l'autre côté, de 30° *(1)*, le pied reposant sur le plan d'examen par le talon *(2)*, genou dans le vide, pied ainsi forcé en rotation interne *(3)*. Position des mains à la verticale, comme l'indique la flèche noire *(4)*. On pousse vers la flexion du genou *(5)*. Noter la position du membre inférieur contro-latéral, cuisse et jambe fléchies, bord externe du pied reposant sur le plan de la table *(6)*. (Slocum [34])

Fig. 86. A 40° de flexion, se produit une réduction de la subluxation antérieure du plateau tibial externe *(1, flèche noire)* sentie par le pouce de la main inférieure *(2)*, en même temps qu'apparaît une rotation externe du pied *(3)* (Slocum [34])

dessous de l'interligne, le pouce placé au niveau de la tête du péroné, l'index palpe la face antérieure du plateau tibial externe subluxé en avant. Le pouce de la main supérieure est situé derrière le condyle fémoral externe et le genou est en légère flexion (voir Fig. 85).

On commence la flexion passive en exerçant une pression verticale sur le genou (contrainte en valgus, Fig. 84 et 85). En début de flexion apparaît la subluxation antérieure de plateau tibial externe. Elle est palpée par la main inférieure.

A environ 30°-40° de flexion, la réduction de la subluxation se produit dans un ressaut que reconnaît le patient. La position des mains et en particulier du pouce permet de reconnaître la réduction de cette subluxation, car le pouce supérieur fémoral part en avant alors que le pouce inférieur tibial part en arrière (Fig. 86).

Au fur et à mesure qu'augmente la flexion ainsi que le valgus, le pied tombe en rotation externe (Fig. 86). Le diagnostic différentiel de ce type de signe est bien évidemment le tiroir rotatoire postéro-externe. Par conséquent, l'examen doit être replacé dans son contexte.

Physiopathologie, fiabilité

Ce test fait intervenir les mêmes contraintes que les tests de Mac Intosh, Losee et Hughston: la rotation interne, le valgus, la mise en compression du com-partiment externe et la flexion. Il y a donc la même physiopathologie, en particulier le rôle de la bandelette du fascia lata qui, tendue initialement en extension et d'abord extenseur, devient fléchisseur avec la flexion en réduisant la subluxation antérieure du plateau tibial externe au-delà de 40°. L'intérêt de ce signe est que la réduction du plateau tibial externe est facilement palpable car les pouces sont directement en rapport avec le condyle fémoral et le plateau tibial.

Cependant, pour Slocum [34], ce signe n'est pas à rechercher systématiquement dans tout examen de routine du genou. Il est indiqué:

- lorsqu'il existe une histoire de dérobement ou de déboîtement dans les mouvements de flexion sur un genou en charge au niveau du compartiment externe,
- lorsqu'il existe un tiroir antérieur actif (Lachman-Torg à 4+),
- lorsqu'il existe un tiroir antérieur en rotation interne légère (ne pas forcer la rotation interne car la mise en tension excessive du LCP retiendrait alors tout déplacement antérieur du tibia) ou encore un tiroir antérieur direct important,
- en présence d'une douleur ou d'une sensibilité postéro-externe inexpliquée.

Dans ces conditions, la fiabilité du signe est certaine, puisque Slocum [34] dans son article, a rapporté sur 45 cas de ligaments croisés antérieurs rompus, 45 positivités de ce signe. A noter qu'il

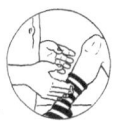

trouve un parallélisme net entre l'importance de ce test et d'autres tests, en particulier en valgus et en tiroir rotatoire antéro-interne, donc de l'atteinte des formations internes. Cela est dû au fait que cette rotation interne, qui sensibilise le déplacement antérieur du plateau tibial externe, augmente avec l'importance du valgus et du tiroir rotatoire interne.

Cela concorde avec la cotation que nous verrons plus loin de Jakob où ce ressaut se produisant en rotation interne, signifierait une atteinte grave périphérique externe et interne. Enfin, dans tous les cas, Slocum note une atteinte fréquente du complexe arqué (point d'angle postéro-externe, angle du poplité), sans pour autant qu'il y ait de véritable tiroir rotatoire postéro-externe.

Le test de «l'à-coup» externe de Hughston [14]: *le «jerk-test»* (Fig. 87 a–c)

Technique de recherche

Elle est la même que celle du test n° 1 de Losee. Le patient est en décubitus dorsal; l'examinateur soutient le membre inférieur de telle sorte que la cuisse soit fléchie à 45°, le genou à 90°, la jambe en rotation interne. La main inférieure saisit le pied qu'elle met en rotation interne, tandis que la main gauche exerce une contrainte en valgus sur l'extrémité supérieure de la jambe (Fig. 87a).

On étend progressivement le genou tout en maintenant le valgus et la rotation interne.

Le test est positif si une subluxation antérieure du plateau tibial externe devient maximum à environ 30° de flexion (Fig. 87b), puis la réduction spontanée apparaît, prenant la forme d'un «à-coup», caractéristique du déplacement du tibia par rapport au fémur: le «jerk» (Fig. 87c).

Physiopathologie

Hughston [14] a mis en évidence, au moment de la réduction de la subluxation, un phénomène qu'il définit comme un «jerk», terme de mécanique qui correspond à un changement brutal du rapport d'accélération de deux surfaces. Cet «à-coup» serait la réduction de la subluxation en fin d'extension.

Il faut bien préciser que le test de «l'à-coup» de Hughston n'est pas pour cet auteur totalement spécifique de la rupture du LCA. C'est d'abord un signe de laxité rotatoire antéro-externe, c'est-à-dire d'une rupture ou d'une élongation du tiers moyen

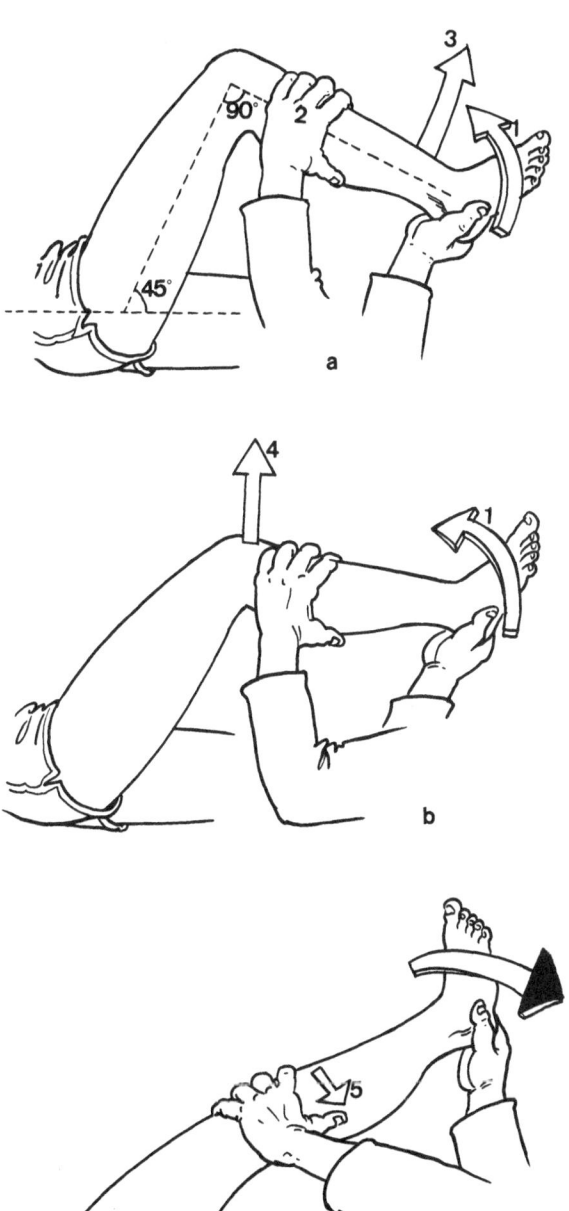

Fig. 87a–c. Test de «l'à-coup» de Hughston «jerk-test». *a* il se recherche comme le test n° 1 de Losee. On part de la flexion: main supérieure empaumant l'extrémité supérieure de la jambe, main inférieure tenant le talon. On exerce une rotation interne du pied *(1)* et un valgus du genou *(2)*, en même temps qu'on commence l'extension *(3)*, *b* on observe à 30° de flexion la subluxation maximum du plateau tibial externe *(4)*, *c* en fin d'extension la subluxation antérieure se réduit brutalement *(5)* dans un «à-coup» décrit comme un «jerk» avec rotation externe du pied, et qui correspond au changement brutal du rapport d'accélération des deux surfaces en contact (définition mécanique du «jerk»). (Hughston [14])

57

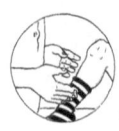

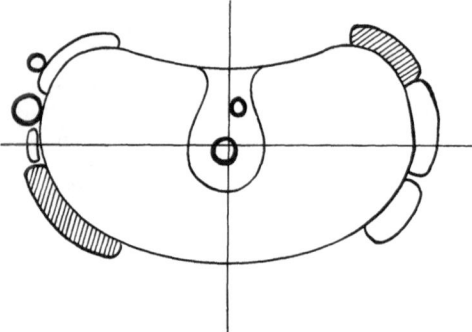

Fig. 88. Pour Hughston, la rupture isolée du LCA n'existe pratiquement pas. Il faut pour qu'il y ait laxité antérieure anormale, que le tiers antérieur capsulaire externe (LFTAE de Müller [26]) ou que le tiers postéro-interne capsulo-ligamentaire (LPO des anglo-saxons) soit lésé. Les lésions périphériques ne sont jamais à négliger et sont pratiquement toujours associées

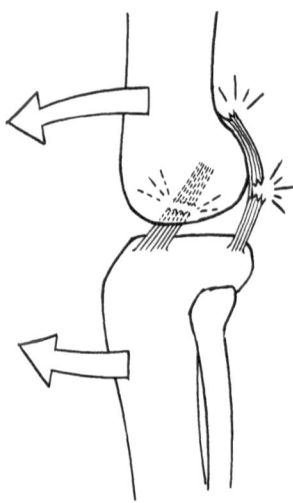

Fig. 89. Pour Hughston, dans les ruptures du LCA en hyperextension, il y a toujours élongation capsulaire postérieure: angle du semi-membraneux ou angle du poplité

cieés ligamentaires et capsulaires ... au point qu'on peut douter vraiment de la possibilité d'une rupture isolée du LCA, car si une hyperextension a pu rompre le LCA, pourquoi n'aurait-elle pas rompu les fibres capsulaires postérieures extrêmement tendues en hyperextension (Fig. 89)?»

Et Hughston [13] de poursuivre en des termes plus généraux: «Je vois beaucoup plus de genoux invalidés à la suite de réparation, augmentation, reconstruction du LCA, que je n'en vois par absence du LCA ... Il est grand temps que les chirurgiens du genou fassent un pas en avant et sachent décrire la laxité, puis l'invalidité correspondante et prouvent, documents à l'appui, l'amélioration éventuelle de leurs résultats ... S'il n'en est pas ainsi, la médecine sportive est condamnée à devenir le «chacal» du LCA ...»

Le test du tiroir antérieur en flexion-rotation de Noyes [27]

Noyes [27] a présenté en 1980 un test différent des précédents. Il fait intervenir la rotation externe du fémur par gravité simple, la flexion et une certaine compression axiale, mais sans valgus forcé.

Ce test est classé dans les ressauts d'instabilité, car il se produit tout de même un ressaut et il appartient à la série des tests de rupture du croisé antérieur, étudiés dans ce chapitre. Mais le ressaut n'est pas indispensable à la positivité du test, comme nous verrons plus loin.

Technique de recherche (Fig. 90 a–d)

Le patient est en décubitus dorsal. On saisit le pied que l'on cale dans le creux axillaire en rotation neutre. La main supérieure saisit la jambe à la face postéro-externe de son extrémité supérieure sans appliquer de contrainte autre que le soutien de cette jambe. La main inférieure tient seulement la face interne de la jambe au tiers inférieur, sans contrainte particulière (Fig. 90 a, b).

On demande au patient de se décontracter et on apprécie la relaxation par la palpation des ischio-jambiers.

Le genou est en extension. On commence une légère flexion: apparaît alors la subluxation antérieure du plateau tibial externe. Elle est due en fait à la rotation externe spontanée du fémur qui se met dans cette position par la relaxation et le poids de la cuisse. Il ne s'agit pas de l'effet «fronde» du quadriceps.

du ligament capsulaire externe (que l'on peut assimiler au LFTAE de Müller, Fig. 88). Il peut être accentué s'il s'y associe une rupture du LCA, mais cette association n'est pas systématique.

Hughston [13] réagit d'une façon générale contre le concept «d'insuffisance du LCA». «Que nous dit ce terme? Seulement que le LCA a disparu. La déficience est dans la définition, pas dans le LCA ... Je pense que cette désignation correspond en réalité à une inaptitude de notre part à reconnaître les lésions associées des lésions capsulaires et méniscales ... Plus nous acquérons de l'expérience, plus souvent nous pourrons reconnaître les ruptures asso-

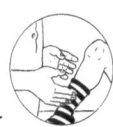

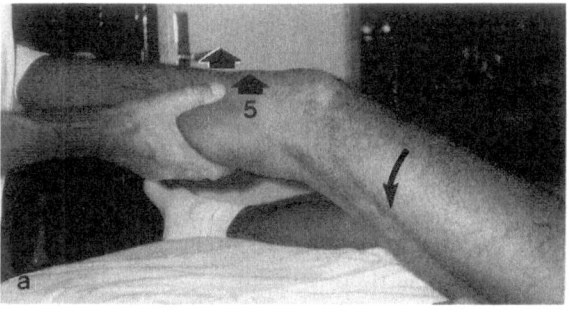

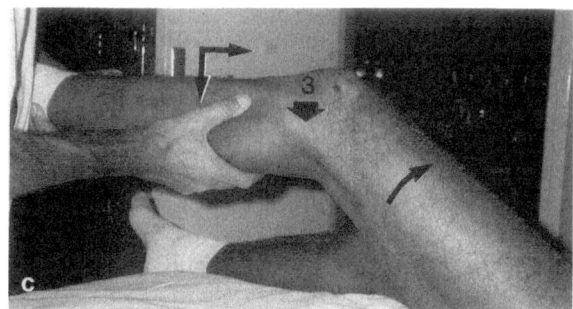

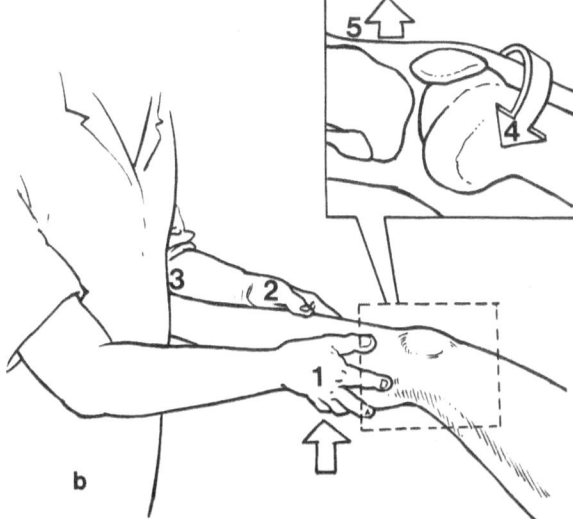

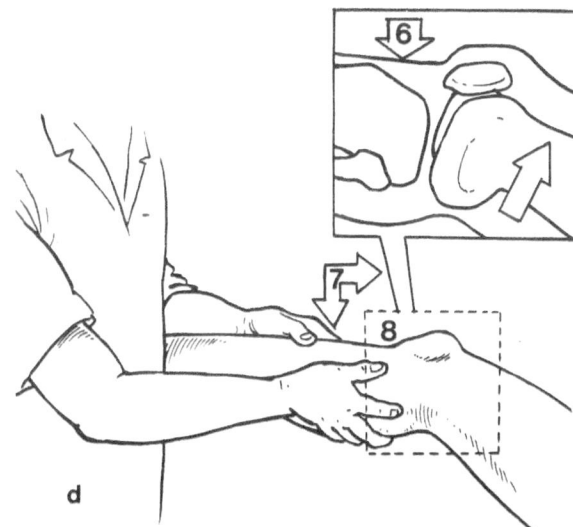

Fig. 90 a–d. Test du tiroir antérieur en flexion-rotation de Noyes. *a, b* début du test. Position des mains: la main supérieure en supination soutient la face postéro-externe de la jambe *(1)*, tandis que la main inférieure soutient simplement la face interne de la jambe *(2)* et que le pied est calé dans le creux axillaire de l'examinateur *(3)*. La rotation externe spontanée du fémur favorise la subluxation antérieure du plateau tibial externe dès le premier mouvement de flexion *(4)*. Noter sur la photo la voussure de la silhouette sous-rotulienne signant le tiroir antérieur *(5)*, *c, d* deuxième temps: l'examinateur en poussant sur la jambe s'incline environ de 40° et produit la flexion du ge-

nou. On provoque la réduction de la subluxation du plateau tibial externe par une certaine pression postérieure sur la face antérieure du tibia *(6)*. Cette pression s'exerce dans deux directions *(7):* vers le haut pour comprimer l'articulation et vers le bas pour réduire la subluxation. Il faut savoir différencier ce test du tiroir rotatoire postéro-externe de Hughston ou de l'hypermobilité externe de Bousquet, en examinant bien à «jour frisant» la silhouette de l'extrémité supérieure de la jambe en sous-rotulien *(8)*. A noter que dans ce test on ne parle pas de ressaut. Il a été créé pour mettre en évidence la composante rotatoire de la laxité. (Noyes [27])

La translation tibiale est appréciée comme pour le Lachman par l'observation du déplacement antérieur des plateaux tibiaux. La rotation du fémur est appréciée par la rotation externe de la rotule, qui paraît regarder en dehors.
On poursuit la flexion douce en poussant sur la jambe dans l'axe du membre inférieur. A 40° de flexion apparaissent la réduction de la subluxation antérieure du plateau tibial externe et une certaine rotation interne de la rotule qui se trouve ainsi «au zénith». Le test est alors considéré comme positif (Fig. 90 c, d).

Noyes insiste beaucoup, non pas sur la constatation d'un ressaut, mais sur l'augmentation de la rotation externe du fémur, témoignée par la position de la rotule qui se réduit au moment de la réduction de la subluxation du plateau tibial externe. Il s'agit donc d'une anomalie de rotation.

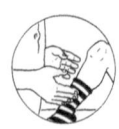

Physiopathologie

Ce test diffère des tests de Mac Intosh, Losee, Slocum et Hughston sur trois points:

- la subluxation est produite par le poids de la cuisse, jambe à 20°-30° de flexion, en position neutre et sans contrainte en valgus;
- la réduction de la subluxation n'est pas assurée par le fascia lata au-delà de 40° de flexion (Losee), mais par une poussée sur le tibia en tiroir postérieur vers le bas. On supprime donc le rôle du fascia lata. Le ressaut est moins ressenti que dans les tests de Lemaire, Mac Intosh, Losee et Hughston, car le fascia lata est probablement moins tendu que dans ces précédents tests. Mais cela n'est pas important, car Noyes [28] ne parle pas de ressaut. La perception du ressaut n'est pas indispensable à la positivité du test. C'est un test de tiroir antérieur en flexion-rotation, la composante rotatoire étant le point important. Le fémur peut, en effet sans contrainte, modifier ses rotations entre les positions de subluxation et de réduction et cela peut être vu et senti.
- le test met ainsi en évidence le contrôle de la rotation interne du tibia par le LCA et ainsi la composante rotatoire de sa laxité. Cela concorde tout à fait avec les conceptions de Lemaire. Il s'agit au total d'un test subtil qui met en évidence cliniquement les mouvements de translation et rotation plutôt que l'amplitude même du déplacement.

Fiabilité

Noyes [27] a fait la corrélation entre la positivité du test et les découvertes arthroscopiques (Tableau 5).

La lecture de ce tableau permet, en ce qui concerne les ruptures partielles, de noter la supériorité de l'examen sous anesthésie générale où on peut mieux discerner les déplacements plus fins et surtout la sensibilité du tiroir en flexion-rotation, qui est deux fois supérieure au Lachman.

Malgré tout, ce tableau fait ressortir le caractère non infaillible de l'examen clinique, c'est-à-dire que l'examen clinique ligamentaire d'un genou, même après ponction d'une hémarthrose, peut se révéler négatif, même sous anesthésie générale, alors qu'il peut exister une rupture du LCA partielle voire totale.

Cela est-il valable pour tous les autres signes cliniques décrits plus haut?

Les avis des différents auteurs divergent. Nous avons vu que Dehaven [2] estime que le Lachman peut être positif dans 100% des cas où il y a rupture du croisé antérieur, même partiel.

Noyes conclut que dans les lésions récentes, un patient porteur d'une hémarthrose traumatique doit être considéré, jusqu'à preuve du contraire, atteint d'une lésion ligamentaire grave et doit donc être examiné sous anesthésie générale, puis arthroscopié. Dans les lésions chroniques, la répétition des incidents de déboîtement et de dérobement fait qu'une laxité monoligamentaire se complète en périphérie.

Le test du ressaut condylien externe de Müller [26]

Müller pratique un examen du genou tiré d'une synthèse des différentes techniques de Lemaire, Mac Intosh, Losee, Hughston et Noyes.

Technique de recherche
(Fig. 91 a-d, 92 a,b et 93 a,b)

Le patient est en décubitus dorsal. L'examinateur, soit s'assied au niveau du pied de la table (Fig. 91 a), soit se tient debout penché en avant du côté examiné (Fig. 91 b). Il place le pied du patient

Tableau 5. Le test de rotation-flexion permet le diagnostic de 89% des ruptures totales du LCA verifiées à l'arthroscopie, contre seulement 56% pour le Lachman. Toutefois, Noyes admet qu'avec l'expérience, ces deux chiffres respectifs peuvent encore augmenter et que le Lachman est nettement supérieur au test du tiroir antérieur direct à 90° de flexion du genou

Test	Pas de rupture		Ruptures partielles		Ruptures totales	
	Pré-op.	A. G.	Pré-op.	A. G.	Pré-op.	A. G.
Tiroir antérieur Lachman et à 90°	4%	12%[a]	12%	23%	24%	56%
Tiroir en rotation-flexion	4%	12%[a]	8%	62%	38%	89%

([a] Laxité minimale de 1,5 mm)

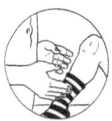

dans son creux axillaire en rotation neutre, la face postérieure de la cheville étant retenue par l'avant-bras.

Au début de l'examen, le genou est en extension et la main supérieure se place verticalement à la face postéro-externe de l'extrémité supérieure de la jambe, l'avant-bras inférieur soutenant la jambe au niveau de la partie basse du mollet, au-dessus de la cheville, sans exercer de contrainte rotatoire (Fig. 91 b).

Dans un premier temps, on pousse l'extrémité supérieure du tibia par la main supérieure, en exerçant une force dirigée en haut et en dedans, ce qui déclenche le début de la flexion. On remarque alors deux déplacements:

- la subluxation antérieure du plateau tibial externe visible à la face externe de l'articulation (Fig. 92 a).
- et surtout un déplacement en avant et en dedans du plateau tibial interne qui vient former une voussure au-dessous de l'interligne articulaire. On pourrait appeler cette phase le premier temps du signe de Müller ou le tiroir antéro-interne (Fig. 91 c et 93 a).

Dans un deuxième temps, on poursuit la flexion et le valgus forcé et si le patient parvient à se détendre suffisamment, on obtient avant 40° de flexion le ressaut condylien externe caractéristique qui correspond à la réduction de la subluxation antérieure du plateau tibial externe. C'est le ressaut condylien externe (Fig. 91 d et 92 d).

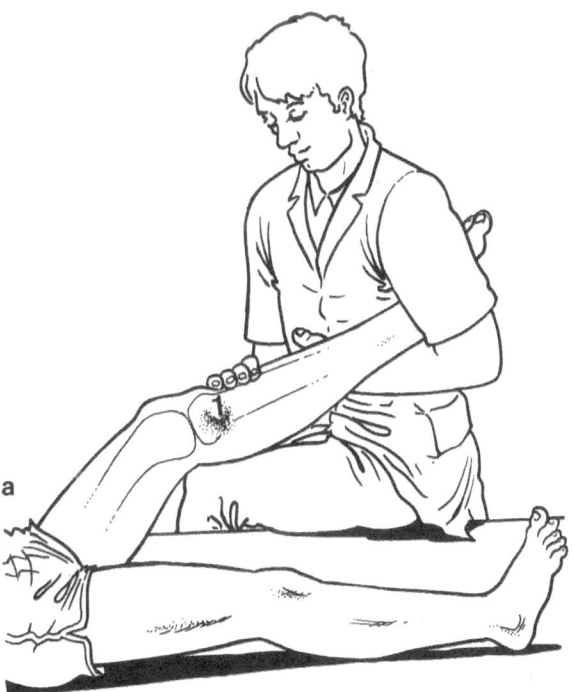

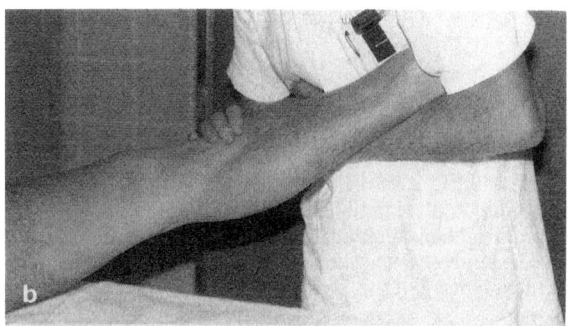

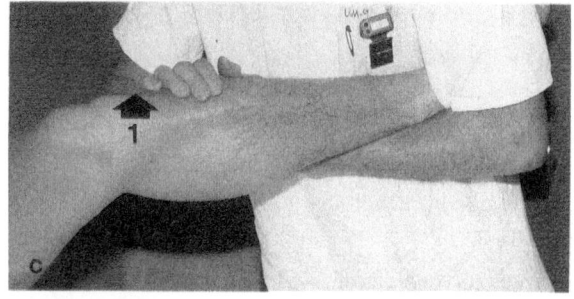

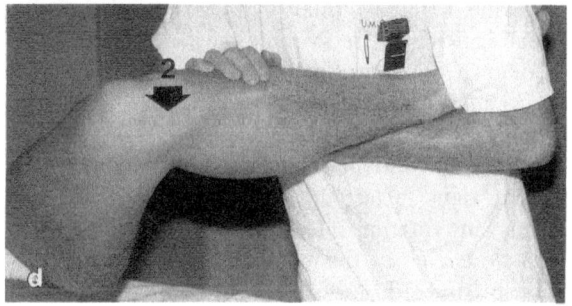

Fig. 91 a–d. Technique de recherche de Müller pour le ressaut condylien externe. Le patient est en décubitus dorsal, l'examinateur assis sur le bord de la table *(a)* ou debout du côté du genou examine *(b)*. La main supérieure appuie la face postéro-externe, le pied est dans l'aisselle de l'examinateur sans contrainte de rotation, la face postérieure du tendon d'Achille repose sur l'avant-bras. Il n'y a aucune contrainte en rotation. On voit à la position de l'examinateur qu'il peut examiner commodément la face externe et la face interne du genou. A 30° de flexion *(c)* une déformation apparaît *(1):* c'est le premier temps du test, le tiroir antéro-interne où il existe une saillie interne du plateau tibial interne (déplacement antéro-interne de Lemaire), vue à la face interne du genou. Puis à 40–50° de flexion *(d)* le ressaut condylien se produit et les plateaux tibiaux se réduisent *(2):* c'est le deuxième temps. (Müller [26])

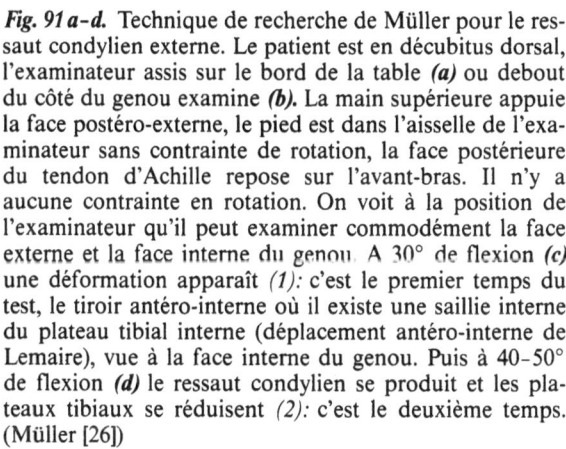

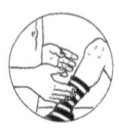

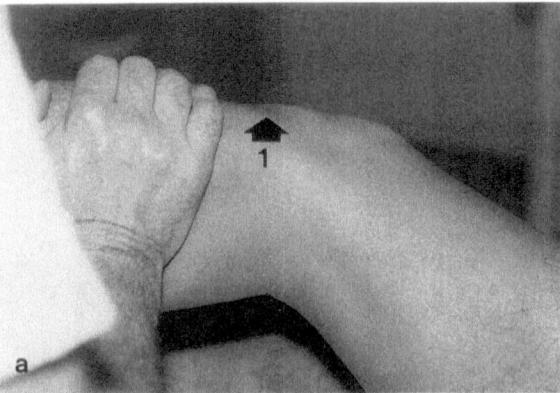

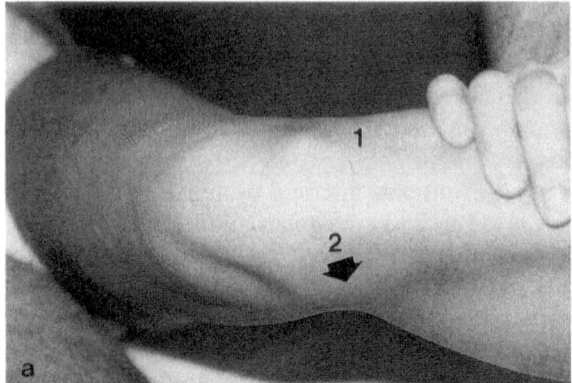

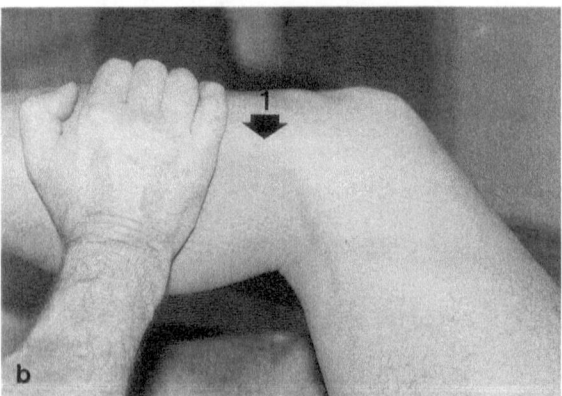

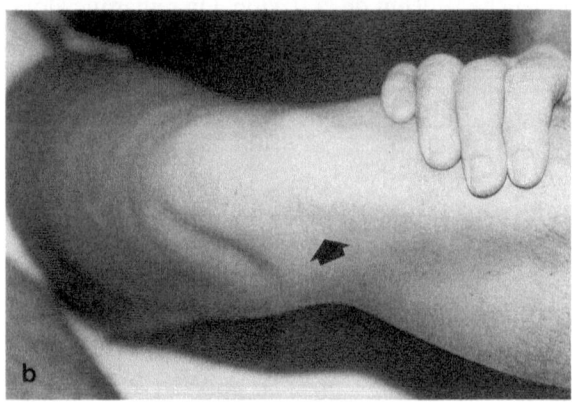

Fig. 92 a, b. Vue externe d'un genou gauche au moment de la recherche du ressaut condylien externe selon la technique de Müller. *a* au début du test, on voit la subluxation antérieure du plateau tibial externe qui saille en avant *(1)*, *b* fin du signe avec réduction du déplacement du plateau tibial externe et disparition de la saillie *(1)*, dans un ressaut condylien externe, c'est le deuxième temps

Fig. 93 a, b. Vue antéro-interne d'un genou gauche au moment du ressaut condylien externe recherché selon la technique de Müller. *a* on aperçoit le déplacement non seulement du plateau tibial externe *(1)* mais surtout celui du plateau tibial interne qui forme une voussure à la face interne du genou *(2)* et correspondant au déplacement antéro-interne décrit par Lemaire. C'est le tiroir antéro-interne: premier temps du test, *b* après la réduction, la saillie antéro-interne disparaît. (Müller [26])

Physiopathologie

On voit que la recherche de ce signe est une combinaison:

- du déplacement antéro-interne du tibia décrit par Lemaire, mais sans rotation interne du pied. Cela peut également être assimilé au déplacement antérieur du signe du Lachman;
- de la subluxation antérieure du plateau tibial externe de Mac Intosh et de Losee;
- du ressaut condylien externe de réduction rencontré dans le test de Mac Intosh avec valgus mais sans rotation interne du tibia, et comme le test de Noyes en flexion-rotation, sans intervention marquée du fascia lata car sans rotation interne.

Fiabilité

La fiabilité du test effectué par la technique de Müller n'a pas été calculée, mais on peut lui accorder la même valeur qu'aux autres signes dont il a pris les éléments importants. Notons que ce test ne tient pas compte de la rotation.

Le test du ressaut condylien externe et point d'angle postéro-interne de Dejour [4] (Fig. 94 a–c)

Dejour [4] utilise depuis 1978 un test intermédiaire entre le Lachman classique et le ressaut condylien externe pour le diagnostic de lésion du croisé antérieur et du point d'angle postéro-interne.

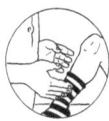

Technique de recherche

La recherche de ce ressaut un peu particulier est basée sur le fait qu'il privilégie la contrainte en valgus et non pas la contrainte en rotation interne comme dans le signe de Lemaire. Il se recherche en partant de l'extension. Le genou est mis en contrainte en valgus par l'avant-bras inférieur, puis on provoque la subluxation antérieure du tibia grâce à la main inférieure placée sous le mollet. La main supérieure est placée sur la face antérieure de la cuisse et agit en sens contraire, par cisaillement (Fig. 94a).

Ces manoeuvres de valgus-subluxation antérieure entraînent une subluxation globale des deux condyles interne et externe (Fig. 94b). La mise en flexion entraîne une réduction brutale très visible que le patient reconnaît comme pour le test en rotation interne (Fig. 94c).

Physiopathologie

Ce test est donc en quelque sorte intermédiaire entre le Lachman classique et le ressaut condylien externe. Il permet d'une part de diagnostiquer la rupture du croisé antérieur et d'autre part, de juger de l'état du point d'angle postéro-interne.

En effet, si ce test s'accompagne d'un ressaut violent et douloureux, cela exprime l'intégrité des structures postéro-internes, en particulier du ménisque interne. Au contraire, dès que le ménisque interne a été réséqué ou si le point d'angle postéro-interne est détendu, ce ressaut devient très vite répétitif, au moindre mouvement de valgus, pratiquement sans douleur pour le patient.

Par conséquent, un ressaut important mais indolore, facile à obtenir, signe une atteinte du point d'angle postéro-interne (ou encore du ligament postérieur oblique des auteurs anglo-saxons).

On voit donc que le test de Dejour constitue un rapprochement avec le test de Lemaire: déplacement global des plateaux tibiaux par rapport au fémur, déplacement antéro-interne du plateau tibial

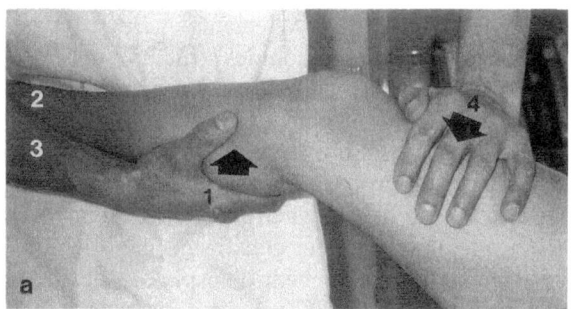

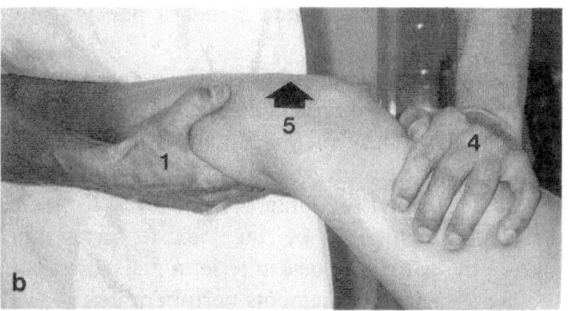

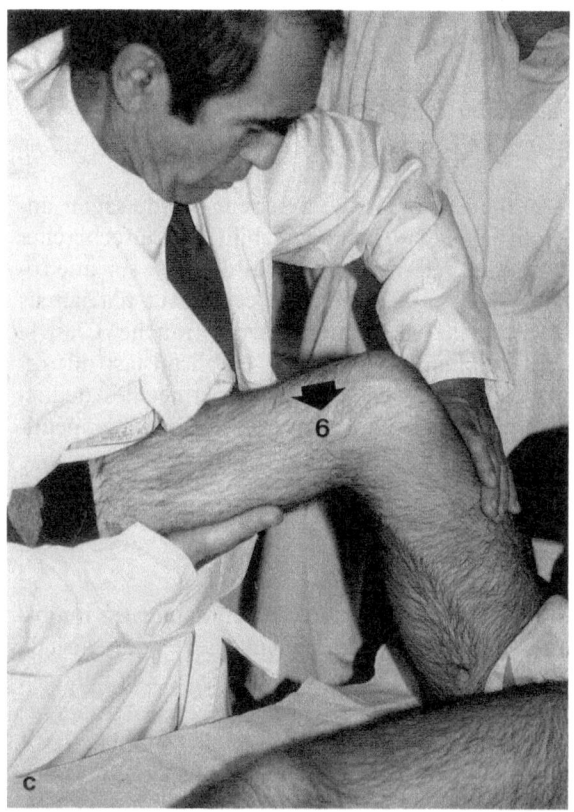

▷

Fig. 94a–c. Test de Dejour. Ressaut condylien externe et point d'angle postéro-interne. *a* le test part de l'extension. La main inférieure provoque le tiroir antérieur *(1)* le pied est à la face latérale du tronc de l'examinateur sans contrôle de rotation *(2)*, l'avant-bras de l'examinateur exerce une forte contrainte en valgus *(3)*. La main supérieure repousse le fémur vers l'arrière *(4)*, exerçant une force en cisaillement pour bien provoquer le tiroir antérieur du tibia, *b* à 20°–30° de flexion du genou apparaît

le tiroir antérieur qui n'est autre que le signe de Lachman: on voit en effet le déplacement global des deux plateaux tibiaux *(5)*, *c* en accentuant la flexion, le RCE apparaît avec réduction de la subluxation des plateaux tibiaux *(6)* et c'est de la qualité de ce ressaut qu'on déduit l'atteinte ou non associée des éléments postéro-internes périphériques: un ressaut violent ou douloureux signifie intégrité; un ressaut indolent, distension avec souvent méniscectomie ancienne. (Dejour [4])

63

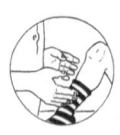

qui signe une atteinte des éléments internes. La différence est la détermination des structures anatomiques lésées: pour Lemaire, ligament antérieur oblique, pour Dejour ligament postérieur oblique ou point d'angle postéro-interne.

Il y a aussi rapprochement avec le signe de Lachman et le ressaut condylien externe. Le Lachman est bien le tiroir antérieur global sans considération de symétrie de déplacement d'un plateau tibial par rapport à l'autre. Quant au ressaut, dans ce test en valgus, il est caractéristique et décrit par Mac Intosh et Losee.

L'intérêt de la recherche du test de Dejour est qu'il permet d'aborder d'un seul geste l'étude de deux structures anatomiques: le ligament croisé antérieur et le point d'angle postéro-interne. Il rejoint par là le test de Dupont et l'interprétation de Torg des signes de Lachman à 4+ où il existe certes, une rupture du ligament croisé antérieur, mais aussi une atteinte associée des éléments périphériques.

Le test du ressaut condylien externe en rotation externe de Dupont [5]

Bien que les auteurs ne précisent pas de façon impérative que le ressaut d'instabilité soit à rechercher en rotation interne (seul Lemaire insiste sur une rotation interne quasi forcée), ce ressaut n'a jamais été recherché en rotation externe franche. C'est le mérite de Dupont [5] d'avoir établi un test du ressaut en rotation externe, car il permet des déductions lésionnelles différentes et surtout thérapeutiques.

Technique de recherche

La position des mains de l'examinateur est importante (Fig. 95a,b). La main inférieure qui saisit la cheville, imprime une rotation externe à la jambe et règle la flexion.

La main supérieure doit donner à la fois de la translation antérieure de la jambe par rapport à la cuisse et du valgus forcé. Elle s'appuie donc à la face postéro-externe de la jambe.

Comme pour les autres tests, ce signe est mieux sensibilisé et mis en évidence sous anesthésie générale.

On part de l'extension pied en rotation externe (Fig. 97a). Dès la flexion, apparaît la subluxation antérieure du plateau tibial externe. A 40° de flexion, pied toujours en rotation externe, le ressaut de réduction apparaît comme dans le signe de Mac Intosh.

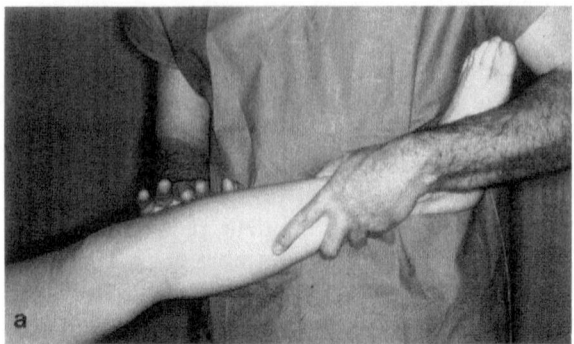
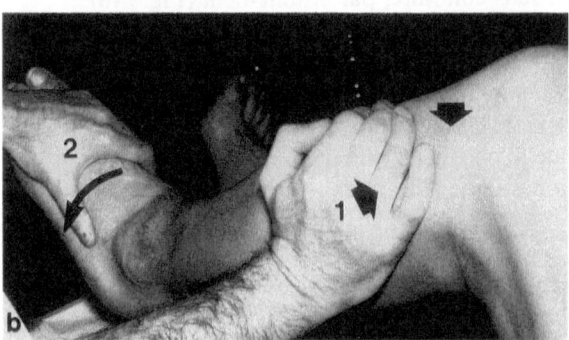

Fig. 95a, b. Test du ressaut en rotation externe de Dupont. On part de 20° de flexion: apparaît la subluxation antérieure du plateau tibial externe malgré la rotation externe du pied. Noter la main supérieure au niveau de la face postéro-externe de la jambe *(1)*, qui permet à la fois le valgus et la subluxation antérieure du plateau tibial externe. Par ailleurs, noter la main au niveau du pied assurant la rotation externe *(2)*. (Dupont [5])

Physiopathologie

Il s'agit bien d'un test original, différent du test n° 2 de Losee, puisque l'on part dans celui-ci de la rotation interne à 30° de flexion. On n'y modifie pas la flexion: c'est la rotation externe brutale qui réduit la subluxation.

Il diffère aussi du test du ressaut inversé de Jakob (voir Fig. 106a–d), car il s'agit là de la réduction d'une subluxation postérieure: le tibia est luxé en flexion et réduit en extension, alors que c'est l'inverse dans le test de Dupont. D'ailleurs, s'il en était besoin, on pourrait faire un cliché radiologique de profil qui montrerait la subluxation antérieure du plateau tibial externe.

A l'inverse, ce test peut être, sans être confondu, rapproché avec deux autres tests. Celui du tiroir antérieur T en rotation externe de Lemaire, signifiant une atteinte du LCA et des éléments ligamentaires antéro-internes; et celui du tiroir rotatoire antéro-interne de Slocum, témoin de l'atteinte du point d'angle postéro-interne, ménisque compris.

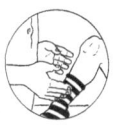

Cependant, ces deux tests se font sans ressaut, il s'agit de tiroir antérieur simple en rotation externe du pied. De plus, ils n'analysent que le déplacement du plateau tibial interne, alors que le test de Dupont examine les deux plateaux tibiaux; c'est une laxité globale, non rotatoire. Pour que le plateau tibial externe se subluxe en avant, pied en rotation externe, il faut en effet que ce soit constituée une importante laxité à la fois interne et externe. C'est pour cette raison qu'il apparaît surtout dans les laxités graves chroniques: 88% des Lachman de plus de 10 mm ont un ressaut en rotation externe; le ressaut est positif en rotation externe dans 83% des cas de ruptures totales chroniques, mais seulement dans 35% des ruptures partielles du LCA.

La signification de ce test est donc importante à considérer. Le ressaut en rotation externe n'est pas positif dans toutes les ruptures du LCA, mais lorsqu'il est positif, il signifie une tendance à la globalisation de la laxité antérieure et en particulier, une atteinte non seulement du point d'angle postéro-externe mais aussi du point d'angle postéro-interne.

Le test de Dupont constitue par conséquent un test majeur dans l'établissement du bilan préopératoire des indications thérapeutiques. En particulier, si les tests nº 4 et nº 5 de Losee de retenue de la subluxation sont de bons tests d'efficacité à priori de la plastie extra-articulaire, type Lemaire, la présence de ce test de ressaut en rotation externe est une contre-indication absolue à cette intervention, ou tout au moins, il faudra y associer une plastie qui limite cette rotation externe: plastie antéro-interne de Lemaire ou plastie du ligament postérieur oblique et/ou plastie du ligament croisé antérieur, du pivot central.

La cotation du ressaut condylien externe de Jakob [16] en fonction des rotations de jambe

Pour Jakob [16], une approche plus objective du RCE est possible en l'identifiant dans les trois rotations du tibia. La mesure du déplacement du plateau tibial interne par rapport au plateau tibial externe au cours du tiroir antérieur non bloqué aide à quantifier les laxités variables entre les deux plateaux. Pour cela, il a mesuré la translation antérieure respective des deux plateaux en présence d'une rupture du LCA dans les trois rotations du tibia.

Cela a permis de mettre en évidence et de mesurer les différentes laxités associées à une rupture du LCA: antéro-externe, postéro-externe, postéro-interne, et ainsi de mieux les traiter au cours du traite-

ment de la rupture du LCA. Cela permet en outre de comparer des examens entre pulsieurs examinateurs. Ainsi le système de graduation du RCE pourrait être (Fig. 96 a):

- **Stade I** (Fig. 96 b): léger glissement, tibia en RI, avec tiroir antérieur du PTE de 12 mm, du PTI de 5 mm. C'est le RCE à 1 + selon la cotation de l'AOSSM, où l'on peut estimer qu'il existe une laxité antéro-externe associée;

- **Stade II** (Fig. 96 c): ressaut tibia en RI et RN, ou/ et ressaut associé à un tibia en RN, avec tiroir antérieur du PTE de 18 mm, du PTI de 10 mm, où il existe une laxité antéro-externe et antéro-interne associée. On peut admettre qu'il s'agit du RCE 2 + de la cotation de l'AOSSM;

- **Stade III** (Fig. 96 d): ressaut, tibia en RN, RI et RE; ressaut le plus prononcé en RI ou ressaut de plus en plus prononcé de la RN à la RE, avec faux aspect de RCE inversé et tiroir antérieur de PTE de 22 mm, du PTI de 15 mm. C'est le RCE à 3 + de la cotation de l'AOSSM et le signe que Dupont décrit précédemment, où il existe une globalisation périphérique de la laxité antérieure associant laxité antéro-externe, postéro-interne et postéro-externe. C'est la fuite du PTE en arrière au début du test lorsqu'on place le tibia en rotation externe qui peut simuler un RCE inversé. En fait, dès qu'on commence le test, le plateau tibial externe se translate en avant du condyle externe, c'est donc bien un RCE normal. On peut décrire au cours de ce test ce que Bousquet [1] appelle l'hypermobilité externe qui associe laxité antéro-externe et postéro-externe. Il ne faut pas omettre de voir et traiter éventuellement la laxité antéro-interne associée.

Les tiroirs postérieurs

En ce qui concerne la séméiologie des tiroirs postérieurs directs, voir p. 27.

Les tiroirs rotatoires postérieurs

Le tiroir translatoire rotatoire postéro-interne

Hughston [14] a montré qu'il n'existe pas de laxité rotatoire pure postéro-interne. L'association des mots rotatoire postéro-interne est un contre-sens. En effet, pour qu'il y ait tiroir postérieur, il faut

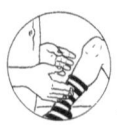

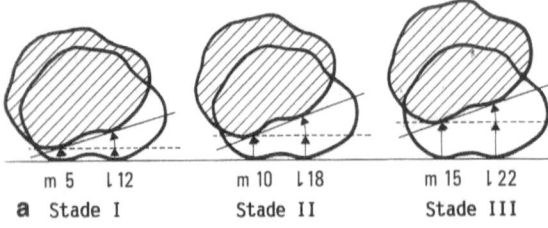

| m 5 | ∟ 12 | m 10 | ∟ 18 | m 15 | ∟ 22 |

a Stade I   Stade II   Stade III

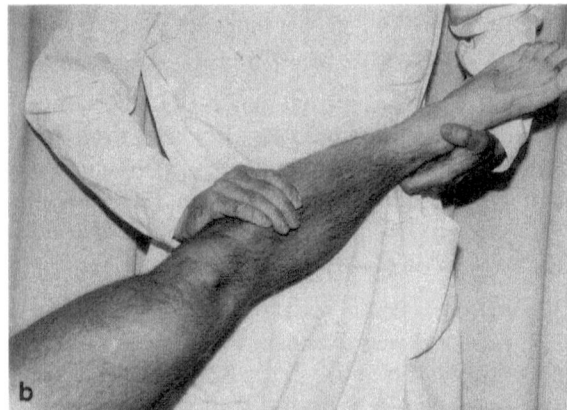

b

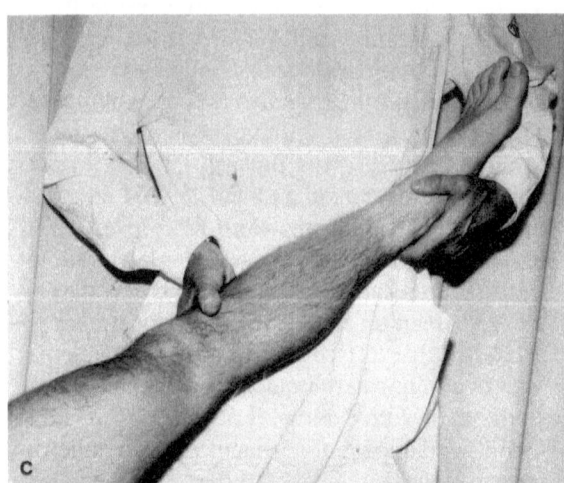

c

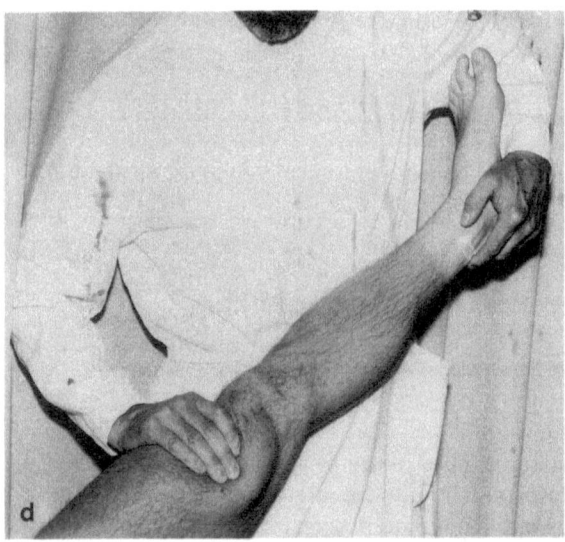

d

qu'il y ait intégrité de l'axe de rotation, donc du ligament croisé postérieur. Or, en rotation interne, le ligament croisé postérieur se tend et coapte le tibia sur le fémur. Cette coaptation fémoro-tibiale empêche tout glissement en arrière du plateau tibial interne. Par conséquent, la subluxation postérieure isolée du plateau tibial interne est incompatible avec l'intégrité anatomique du ligament croisé postérieur (Fig. 97 a, b).

Si le ligament croisé postérieur est rompu, il n'y a plus d'axe central de rotation, il se crée un autre axe en dehors, avec subluxation décroissante du plateau tibial interne au plateau tibial externe. La translation prédomine sur la rotation: le rapport

Fig. 96 a–d. Cotation du ressaut condylien externe selon Jakob en fonction des rotations. *a* diagramme des déplacements respectifs des plateaux tibiaux au cours des 3 stades de graduation du ressaut condylien externe en fonction des rotations, *b* recherche du ressaut condylien externe en RI de la jambe (Jakob lui-même). Il n'est pas absolument nécessaire de contraindre le pied en RI, *c* recherche du ressaut condylien externe en RN de la jambe (Jakob lui-même). La main en supination peut suffire, *d* recherche du ressaut condylien externe en RE de la jambe. Noter la position différente de la main supérieure, située à la partie basse de la cuisse, et non pas à la jambe) ◁

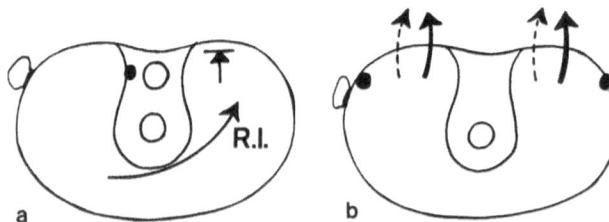

a   b

Fig. 97 a, b. Le tiroir rotatoire postéro-interne existe-t-il? *a* lorsque le croisé postérieur est intègre, il n'y a pas de possibilité de tiroir rotatoire pur postéro-interne car la rotation interne du tibia sur le fémur entraîne une mise en tension du croisé postérieur, qui coapte le fémur sur le tibia et empêche tout glissement postérieur. On ne peut donc parler de tiroir rotatoire pur postéro-interne (Hughston), *b* à l'inverse, lorsque le croisé postérieur est rompu, l'axe de rotation se déplace en périphérie: il devient externe en cas d'intégrité des éléments postéro-externes, avec subluxation postérieure du plateau tibial interne, prédominante sur celle du plateau tibial externe. Mais si les éléments postéro-externes sont lésés, le centre de rotation se déplace en dehors de l'articulation et il faut juger alors de l'importance des translations relatives entre le plateau tibial externe et le plateau tibial interne. Plus le rapport augmente, plus la laxité postérieure devient globale

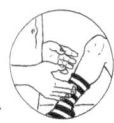

T/R augmente. On ne peut donc plus parler de tiroir rotatoire postéro-interne pur: il s'agit d'une laxité translatoire-rotatoire postéro-interne (voir Fig. 3 e, Fig. 97 b et Fig. 98 a–d)

Le tiroir rotatoire postéro-externe

Le principe de l'existence d'une laxité rotatoire pure est plausible, car en rotation externe, le LCP se détend, il peut donc y avoir alors laxité rotatoire et translatoire postéro-externe. Le rapport T/R diminue.

Technique de recherche (Fig. 99–102)

La technique de recherche du tiroir rotatoire postéro-externe a été bien exposée par Hughston [14]. Le patient est en décubitus dorsal. La fesse de l'examinateur bloque le pied en légère rotation externe. Les mains sont disposées de telle sorte que les quatre derniers doigts puissent d'une part palper les ischio-jambiers, d'autre part contourner la face postérieure du tibia. Les pouces reposent longitudinalement de part et d'autre de la tubérosité tibiale antérieure qui sert de repère pour apprécier le déplacement frontal et sagittal du tibia, mais aussi les rotations (Fig. 99 a–d).

On produit la poussée postérieure et on voit alors se déplacer le tibia non seulement en translation postérieure, mais aussi en rotation externe. La concavité de la silhouette sous-rotulienne s'accentue et le pouce externe se déplace très en arrière et en dehors (Fig. 99 b, 100 b, 101 b et 102 b). On apprécie la translation par rapport à la rotation et on évalue le rapport T/R.

▷

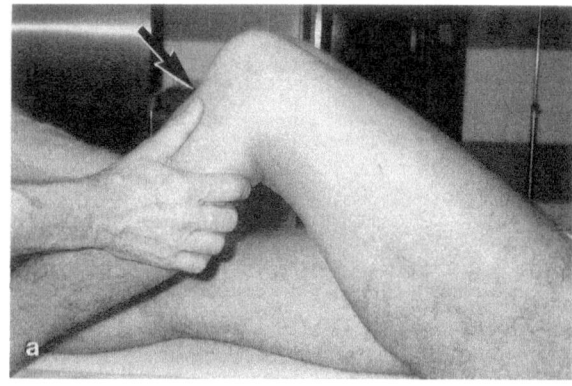

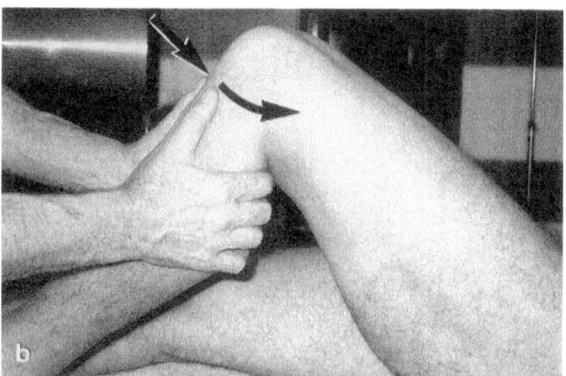

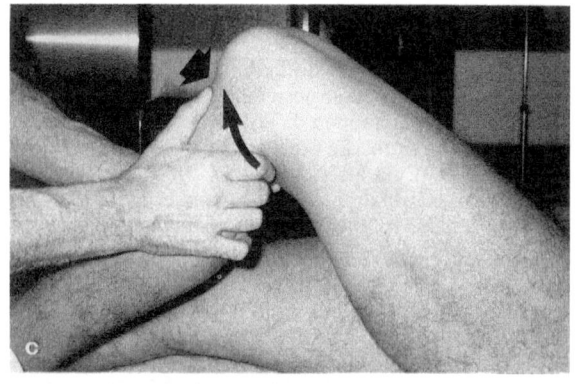

Fig. 98 a–d. Laxité translatoire rotatoire postéro-interne. Ce cas illustre la prédominance de la translation postérieure par rapport à la rotation, entraînant un déplacement périphérique du centre de rotation. *a* tiroir postérieur en rotation neutre: apparition d'une concavité sous-rotulienne, lésion du LCP, *b* tiroir postérieur en rotation externe: même aspect, pas de tiroir rotatoire postéro-externe, ni excès de rotation externe, ni augmentation de translation postérieure du plateau tibial externe, *c* tiroir postérieur en rotation interne: augmentation nette du tiroir postérieur et de la rotation interne, mais surtout du tiroir postérieur. L'axe de rotation n'est plus central mais périphérique: lésion des structures postéro-internes et du LCP. Il s'agit bien d'un tiroir translatoire rotatoire postéro-interne, *d* laxité en valgus en extension: lésion des structures internes et du LCP

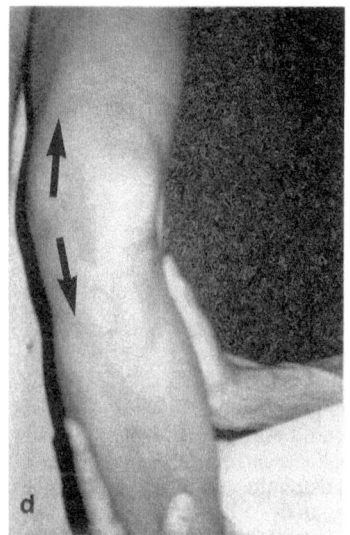

67

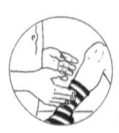

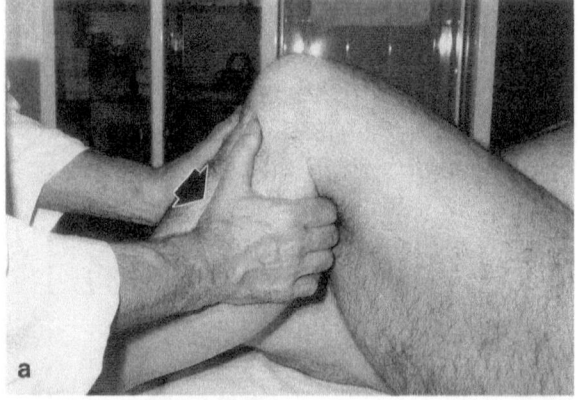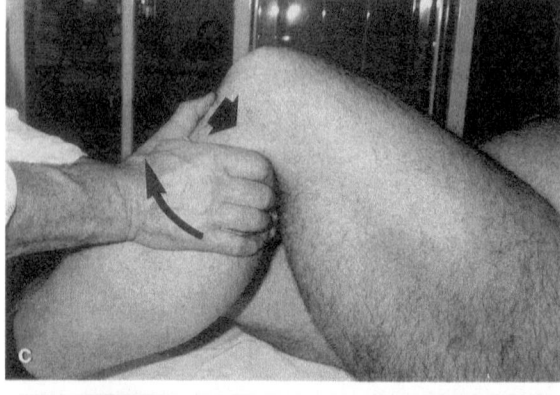

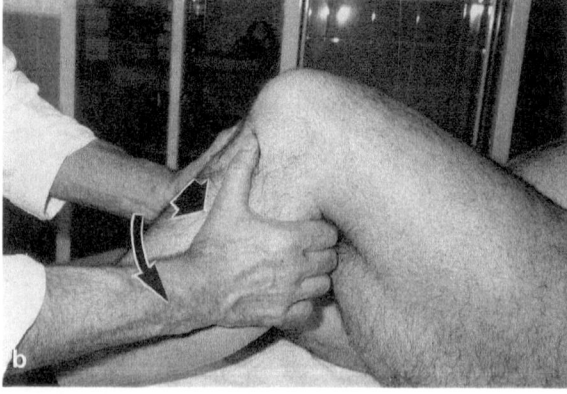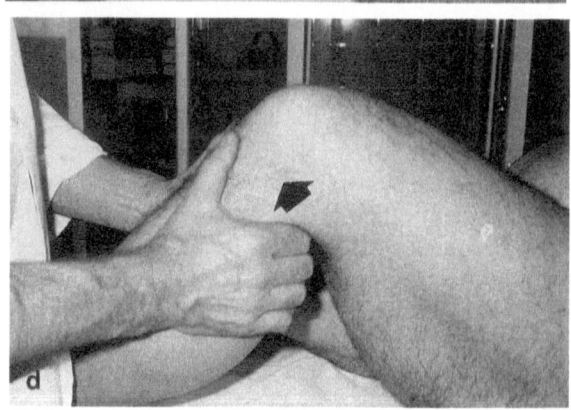

Fig. 99a–d. Un exemple de laxité rotatoire postéro-externe pure. La translation postérieure n'augmente pas en rotation externe. Le rapport T/R diminue: le centre de rotation est para-central. Le tiroir postérieur disparaît en rotation interne: il y a arrêt dur. Le LCP est sain. *a* tiroir postérieur direct rotation neutre de jambe: apparition de la concavité sous-rotulienne caractéristique avec souvent arrêt dur, *b* tiroir postérieur direct rotation externe de jambe: la translation postérieure est la même avec augmentation de rotation externe. Il y a une composante rotatoire à la laxitè. Il y a souvent arrêt dur, *c* tiroir postérieur direct, rotation interne: idem. La translation postérieure diminue avec arrêt dur et il n'y a pas augmentation de rotation interne, *d* le tiroir antérieur, rotation neutre, n'existe pas: silhouette sous-rotulienne normale pas de saillie antérieure des plateaux tibiaux, arrêt dur

Fig. 100. voir p. 69

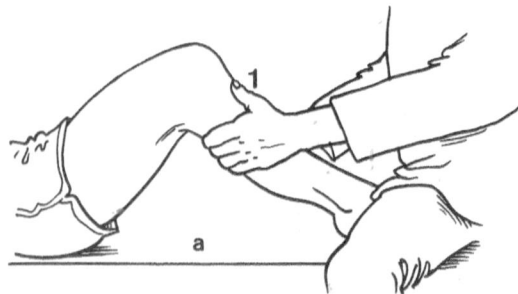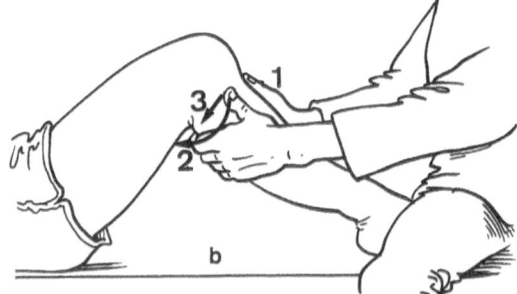

Fig. 101 a, b. Test du tiroir rotatoire postéro-externe, technique de Hughston. *a* le patient est en décubitus dorsal, cuisse fléchie à 45°, genou à 90°. L'examinateur s'assoit sur le dos du pied du patient, en rotation externe. Il empaume des deux mains l'extrémité supérieure du tibia, les deux pouces verticaux parallèles à la tubérosité tibiale antérieure (1), *b* cela permet, en faisant le tiroir postérieur, de suivre le déplacement postéro-externe de la tubérosité tibiale, témoin de la rotation externe (2) et de la translation postérieure du plateau tibial externe (3). On compare le rapport T/R de la rotation neutre à la rotation externe. (Hughston [14])

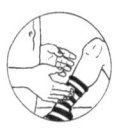

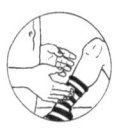

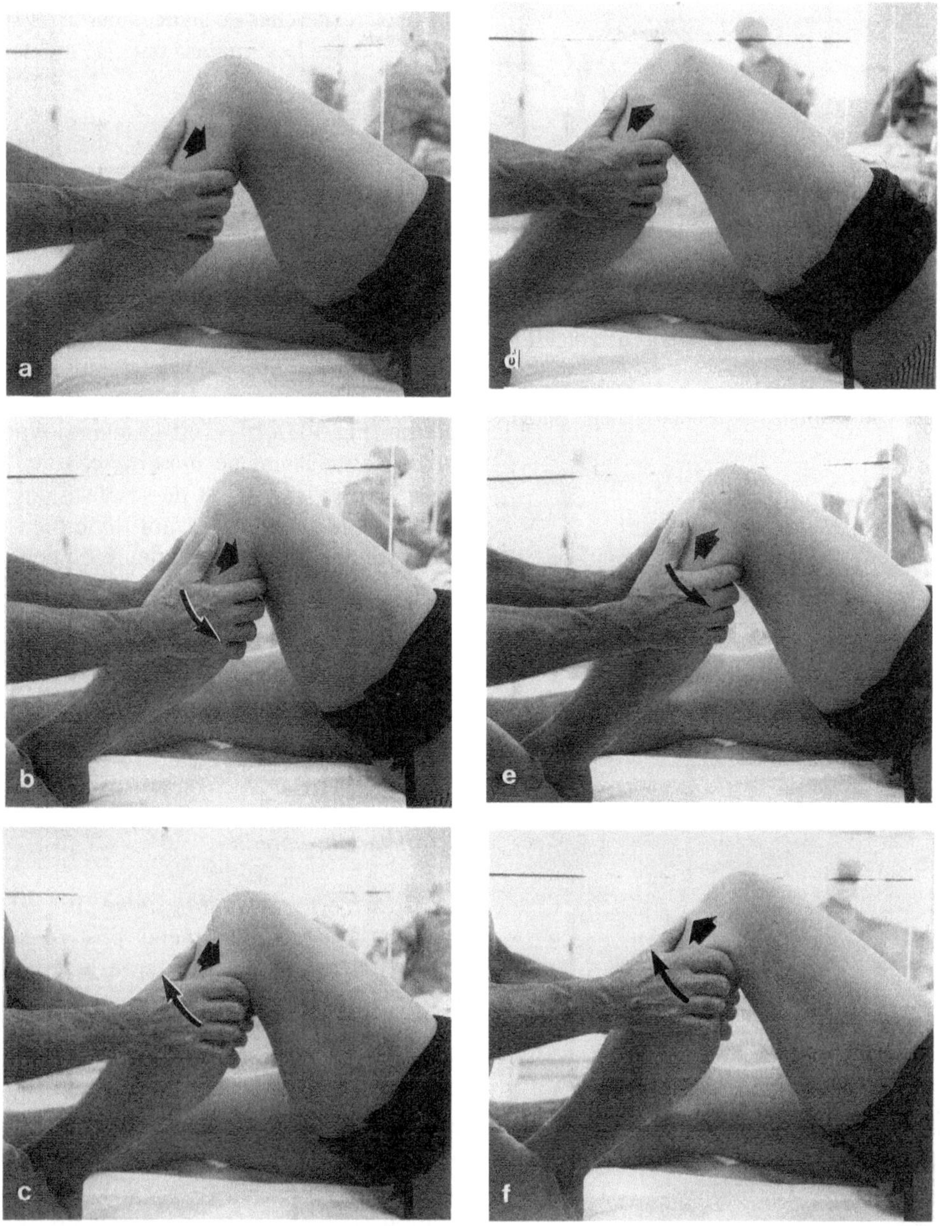

Fig. 100 a-f. Un exemple de laxité translatoire rotatoire postéro-externe. Les six séquences cliniques : 3 tiroirs postérieurs *(a-c)*, 3 tiroirs antérieurs *(d-f)* avec les rotations neutre, externe, interne. Dans ce cas, ce n'est pas un tiroir rotatoire pur car le LCP est rompu (vérification opératoire faite). Voir plus loin, le ressaut condylien externe inversé (Fig. 106 a-d) et le varus de ce patient (Fig. 113 c,d). *a* tiroir postérieur en rotation neutre : on voit la concavité de la silhouette sous-rotulienne, *b* tiroir postérieur en rotation externe : on voit une nette augmentation de la translation postérieure par rapport à la rotation externe. Le centre de rotation s'est donc déplacé en périphérie. Le rapport T/R augmente. On note un arrêt mou. Le LCP est rompu, *c* le tiroir postérieur en rotation interne : la concavité persiste. Il y a tiroir postérieur, donc le LCP est rompu. S'il n'était pas rompu, la rotation interne entraînant une coaption fémoro-tibiale interdirait le glissement postérieur, *d* recherche du tiroir antérieur en rotation neutre, *e* externe et *f* interne. Pas de modification de la silhouette sous-rotulienne qui est normale, d'où LCA sain, élément capsulo-ligamentaire postéro-interne sain, LFTAE sain

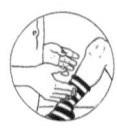

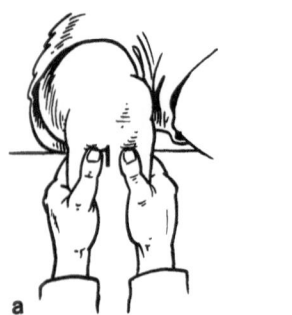
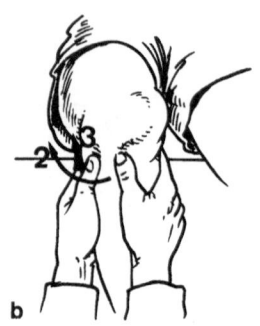

Fig. 102 a, b. Tiroir rotatoire postéro-externe de Hughston. Il peut aussi se rechercher patient assis sur le bord de la table. Mêmes positions des mains que sur la figure précédente et mêmes constatations des déplacements. (Hughston [14])

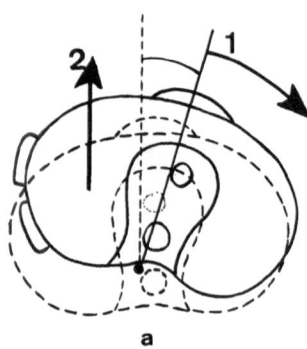

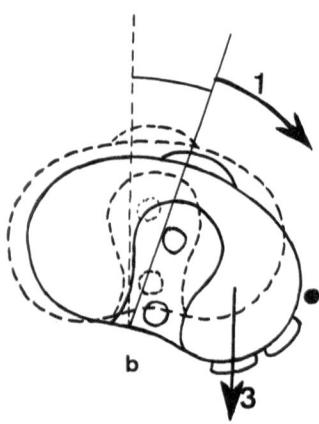

Fig. 103 a, b. A propos de l'excès de rotation externe *(1)* il faut savoir différencier un excès de rotation externe *(a)* par tiroir rotatoire antéro-interne *(2)*, axe de rotation intègre, d'un excès de rotation externe *(b)* par tiroir rotatoire postéro-externe *(3)*, avec ou sans lésion du LCP. Le centre de rotation, LCP sain, ne passe pas par le LCP mais est situé un peu en dedans *(b)*. C'est dire la nécessité de bien regarder la silhouette sous-rotulienne du tendon rotulien et de l'extrémité supérieure du tibia, et de comparer avec le côté opposé

On peut rechercher ce signe, sujet assis sur le bord de la table. Les mains ont la même position. (Fig. 102 a, b).

Physiopathologie

Ce signe correspond à une subluxation postérieure du plateau tibial externe, mais aussi à une forme d'hyper-rotation externe, localisée au niveau du compartiment externe.

Cette hyper-rotation externe est différente de celle décrite par Slocum dans la laxité rotatoire antéro-interne (Fig. 103 a, b). C'est la même rotation, quelquefois avec la même importance, d'environ 30°, mais l'excès de rotation ne se place pas au même niveau dans le genou. Il faut donc bien examiner, là encore, la silhouette antérieure du genou fléchi à 90° qui bombe en avant dans le tiroir rotatoire antéro-interne, et chute en arrière dans le tiroir rotatoire postéro-externe.

Voir les deux exemples de laxités postéro-externes : *rotatoire pure* (Fig. 99 a-d) et *translatoire rotatoire* (Fig. 100 a-f).

Signification, fiabilité

La laxité rotatoire postéro-externe pure est significative des lésions des éléments postéro-externes incluant le ligament latéral externe, le tendon poplité, le complexe arqué, sans atteinte du ligament croisé postérieur. Il peut s'y associer le signe du recurvatum-rotation externe.

S'il y a lésion du LCP, il y a alors translation prédominante par rapport à la rotation externe, mais aussi tiroir postérieur en rotation interne non bloquée par l'absence du LCP (voir Fig. 98 b). Le centre de rotation se déplace alors en dedans. Le rapport T/R augmente : Il s'agit d'une *laxité translatoire rotatoire*.

Dans ce type de tiroir rotatoire postéro-externe, on cherche également à préciser la qualité de l'arrêt postérieur. Classiquement, lorsque l'arrêt est dur, on peut affirmer qu'il y a intégrité du croisé postérieur et lorsque l'arrêt est mou, on peut admettre que le LCP est rompu. Par conséquent, dans le tiroir rotatoire pur postéro-externe : arrêt dur, et dans le tiroir translatoire rotatoire : arrêt mou. Il n'y a cependant pas de statistiques cliniques montrant cette différence séméiologique.

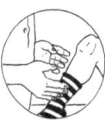

L'hypermobilité externe (HME) de Bousquet [1]
(Fig. 104 et 105 a, b)

Conventionnellement, et par mesure de clarification, nous avons classé l'hypermobilité externe dans le tiroir rotatoire postérieur, mais pour Bousquet [1], l'hypermobilité externe est un déplacement important du plateau tibial externe, non seulement en arrière mais aussi en avant. Il s'agit d'une hyper-rotation externe certes, par subluxation postérieure du plateau tibial externe, mais aussi d'une hyper-rotation interne et d'une translation antérieure du plateau tibial externe.

Par conséquent, on pourrait assimiler l'hypermobilité externe à l'association d'un tiroir rotatoire postéro-externe à un tiroir rotatoire antéro-externe. Pour Bousquet [1], il est significatif d'une lésion du point d'angle postéro-externe, du poplité et des fibres péronéo-poplitées avec ou sans atteinte du LCA (voir technique de recherche, Fig. 105 a, b).

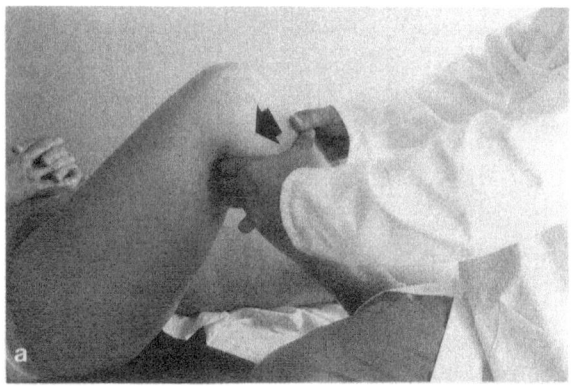

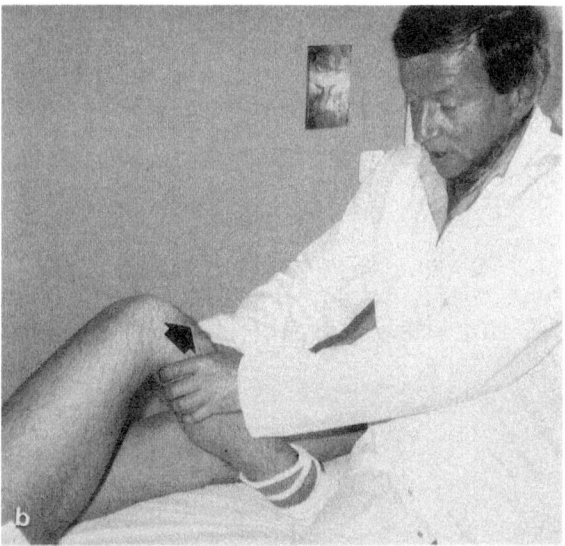

Fig. 105 a, b. Test de l'hypermobilité externe de Bousquet. *a* recherche du déplacement postérieur du plateau tibial externe. Sujet en décubitus dorsal, genou fléchi à 90°, cuisse fléchie à 45°. On recherche l'hypermobilité externe en empoignant bien le plateau tibial externe, pied en rotation externe: il y a excès de rotation externe par rapport à la translation postérieure du tibia, *b* pour Bousquet, l'hypermobilité externe (HME) se recherche également par le déplacement antérieur du plateau tibial externe. Il s'agit donc de translations postérieure et antérieure, de rotations externe et interne anormales: c'est la laxité rotatoire externe combinée postérieure et antérieure. Bousquet précise bien qu'il s'agit d'une hyper-rotation externe et interne combinée. Elle est significative d'une lésion du complexe arqué et surtout de la jonction péronéo-poplitée et du tendon poplité avec ou sans atteinte du LCA. Donc prédominance rotatoire par rapport au déplacement translatoire. (Bousquet [1])

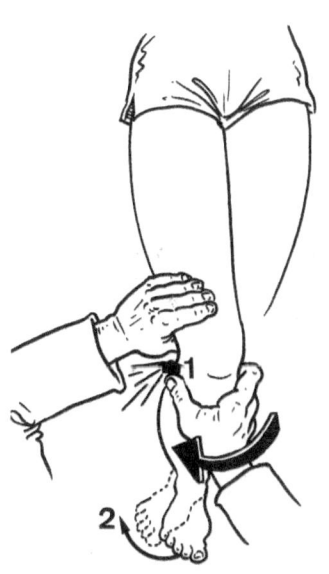

Fig. 104. Test de l'hypermobilité externe de Bousquet. L'hypermobilité externe est surtout un déplacement postérieur du plateau tibial externe. Sujet en décubitus dorsal, genou fléchi à 60°, rotation libre, on exerce une pression postérieure sur le plateau tibial externe *(1)*: apparaît une hyper-rotation externe du pied par translation postérieure et rotation externe du tibia *(2)*. Mais il y a aussi déplacement antérieur anormal: ce n'est pas une hyper-rotation externe isolée. Selon la classification de Hughston, il s'agirait d'une laxité rotatoire combinée postéro-externe et antéro-externe (Bousquet [1])

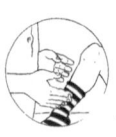

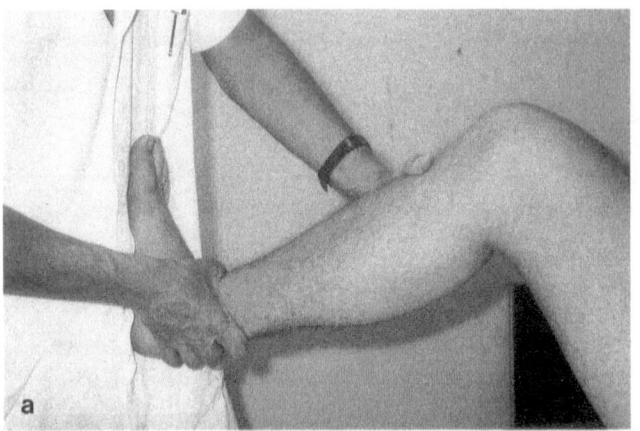

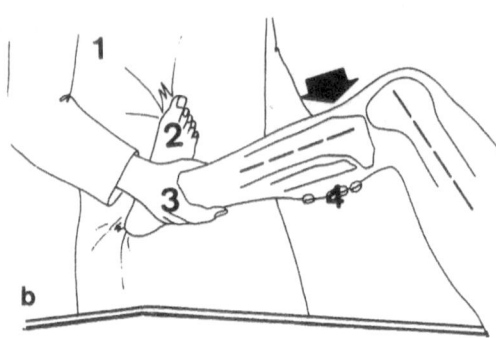

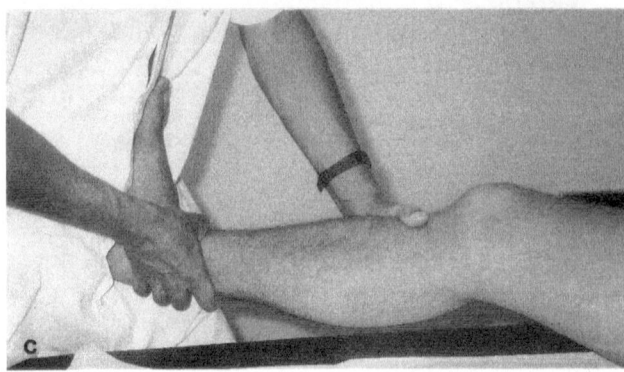

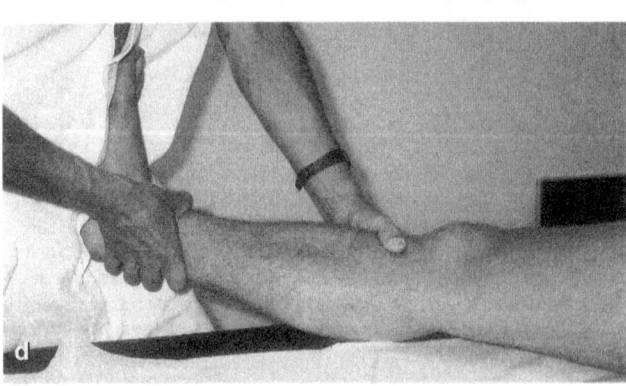

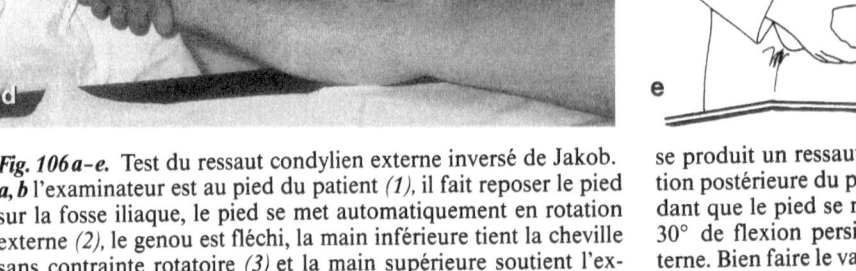

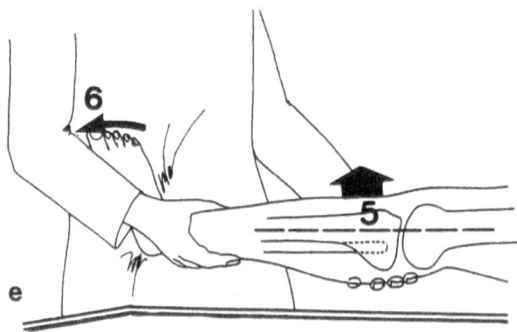

Fig. 106a-e. Test du ressaut condylien externe inversé de Jakob. *a, b* l'examinateur est au pied du patient *(1)*, il fait reposer le pied sur la fosse iliaque, le pied se met automatiquement en rotation externe *(2)*, le genou est fléchi, la main inférieure tient la cheville sans contrainte rotatoire *(3)* et la main supérieure soutient l'extrémité supérieure de la jambe en exerçant une forte contrainte en valgus *(4)*, *c-e* on provoque ensuite l'extension du genou par gravité, tout en maintenant fortement le valgus. A 30° de flexion se produit un ressaut par réduction d'une subluxation postérieure du plateau tibial externe *(5)*, cependant que le pied se met en rotation interne *(6)*, *d* à 30° de flexion persiste la subluxation postéro-externe. Bien faire le valgus pour provoquer le ressaut. Il faut donc bien sentir au début du test, genou fléchi, le déplacement postéro-externe et la subluxation postérieure du plateau tibial externe. (Jakob [15])

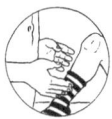

Le ressaut condylien externe inversé de Jakob [15]
(Fig. 106 a–d)

Jakob [15] a décrit l'équivalent postérieur du ressaut condylien externe antérieur. Ce ressaut condylien externe inversé serait spécifique de l'instabilité rotatoire postéro-externe associée ou non à une lésion du LCP.

Technique de recherche

Le sujet est en décubitus dorsal. L'examinateur se trouve au pied du patient, la main inférieure tient la cheville, le pied du patient repose sur la fosse iliaque interne de l'examinateur, la main supérieure soutient le tiers supérieur de la face externe de la jambe. Par la gravité, il se produit une subluxation postérieure du plateau tibial externe avec le pied en rotation externe (Fig. 106 a, b).

On part donc de la flexion, puis le genou est progressivement étendu, l'examinateur reculant, l'extension se faisant par le simple poids du membre inférieur. Avec la main supérieure, l'examinateur assure une compression du compartiment externe avec valgus du genou (Fig. 106 c, d).

Il se produit une réduction de la subluxation avec un ressaut et disparition de la rotation externe du pied qui se met en rotation neutre (Fig. 106 b). Il s'agit encore d'un ressaut condylien externe mais inversé, car on part de la position d'une subluxation postérieure du plateau tibial externe vers une position de réduction en extension.

Physiopathologie (Fig. 107)

En flexion, par gravité, le tiroir postérieur s'effectue spontanément, le tibia se déplaçant en arrière du condyle externe. Au fur et à mesure de l'extension, le fémur glisse sur le tibia, en avant du sommet du plateau tibial externe. Il n'y a pas de roulement possible car le fémur s'est localisé à la partie toute antérieure du tibia.

Mais à partir de 40° de flexion, le fascia lata va devenir extenseur et aura tendance à tirer le tibia vers l'avant. Le jumeau externe et la capsule se tendent par déplacement postérieur du tibia et l'extension elle-même, ayant tendance à pousser le tibia vers l'avant (Fig. 107). Ces deux forces réduisent la subluxation du plateau tibial externe qui se fait dans un ressaut au moment du passage du dôme du pla-

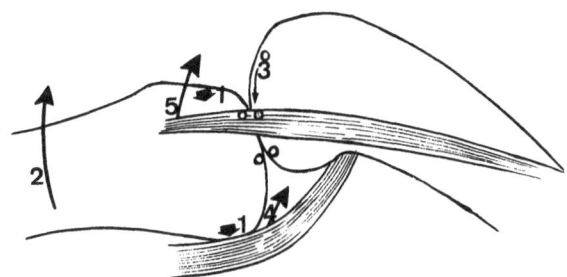

Fig. 107. Physiopathologie du ressaut condylien externe inverse. Il y a donc subluxation postérieure du plateau tibial externe *(1)*, et au fur et à mesure que se fait l'extension, il ne peut pas y avoir de roulement du fémur sur le tibia en raison de sa subluxation antérieure *(2):* il y a glissement pur *(3).* La réduction de la subluxation du tibia se fait d'une part par la poussée exercée par la capsule et la sangle musculaire des jumeaux mise en tension par l'extension progressive *(4),* d'autre part, par l'action extenseur du fascia lata au-delà des 20° de flexion *(5),* lorsque le fascia lata a dépassé en avant l'axe momentané de flexion du genou

teau tibial externe et du passage du fascia lata sur le condyle externe (voir ressaut condylien externe antérieur).

Signification, fiabilité

Ce ressaut condylien externe inversé de Jakob serait spécifique de l'instabilité rotatoire postéro-externe, associée ou non à une lésion du LCP.

En effet, il n'est pas absolument nécessaire d'avoir une atteinte du LCP pour obtenir une translation postérieure du plateau tibial externe, car en rotation externe, le LCP est détendu et autorise une certaine translation postérieure du plateau tibial. Il est certain cependant, qu'avec une atteinte du LCP, le ressaut condylien externe augmente en intensité.

A noter que pour Losee [22], le ressaut condylien externe inversé, lorsqu'il existe, peut rendre positif ses tests de retenue de la subluxation antérieure du plateau tibial externe (voir Fig. 74 et Fig. 75) avec ressaut, malgré la tentative de retenue par la pince pouce-index. Il s'agit en fait de reconnaître dans ce cas une subluxation postérieure d'une subluxation antérieure.

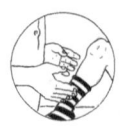

Les recurvatums

Le recurvatum pur (Fig. 108)

Technique de recherche

L'examinateur se trouve au pied du patient en décubitus dorsal. On saisit les pieds par les talons ou par les orteils, les talons sont placés au même niveau. On compare alors les niveaux des deux genoux.

Il est important de différencier un recurvatum unilatéral d'un recurvatum bilatéral. En l'absence du contexte traumatique, en cas de recurvatum bilatéral symétrique, il s'agit d'une hyperlaxité congénitale constitutionnelle.

Physiopathologie, signification

Le recurvatum unilatéral est très fréquemment rencontré dans les *ruptures du croisé antérieur*. En effet, lorsque le croisé antérieur est tendu sur un genou normal, il vient buter contre le bord antérieur de l'échancrure intercondylienne (encoche de Grant). Lorsque le croisé antérieur est rompu, bien souvent par un mécanisme d'hyperextension, cette limitation de l'extension n'est plus assurée et le genou peut développer un recurvatum.

Le recurvatum se rencontre également dans les *laxités postérieures globales* et il est alors symétrique sans déviation axiale en varus ou en valgus et sans rotation. Il est alors significatif des lésions des points d'angle postéro-externe et interne associés à

une atteinte du ligament croisé postérieur. Ce recurvatum devient alors important.

Le test du recurvatum-rotation externe de Hughston [12] (Fig. 109 a, b et 110 a, b)

Pour Hughston [12], ce test intéresse des laxités périphériques graves, invalidantes, que sont les laxités rotatoires postéro-externes. Il est difficile à rechercher et à mettre en évidence: «C'est un signe subtil et il faut vouloir le rechercher avec attention et intérêt». Pour Houghston et Jakob, il ne peut exister que si le LCA est également rompu.

Technique de recherche

Le patient est couché sur le dos. La main inférieure saisit le pied par la plante, l'autre main saisit la face externe de l'extrémité supérieure de la jambe, le genou est mobilisé de 20° de flexion à un maximum d'extension sans forcer, doucement. On note alors et on sent une augmentation de rotation externe de l'extrémité supérieure du tibia, un recurvatum et un varus du genou. Ceci est senti et guidé par la main située à la face postéro-externe du genou.

Ce test est donc positif si un excès de rotation externe, de recurvatum apparaît, en même temps qu'augmente le varus du tibia.

On peut aussi le rechercher en saisissant chaque gros orteil et en soulevant en même temps chaque extrémité; cela entraîne le maximum de recurvatum et de varus possibles sur le genou relâché (Fig. 109 a, b).

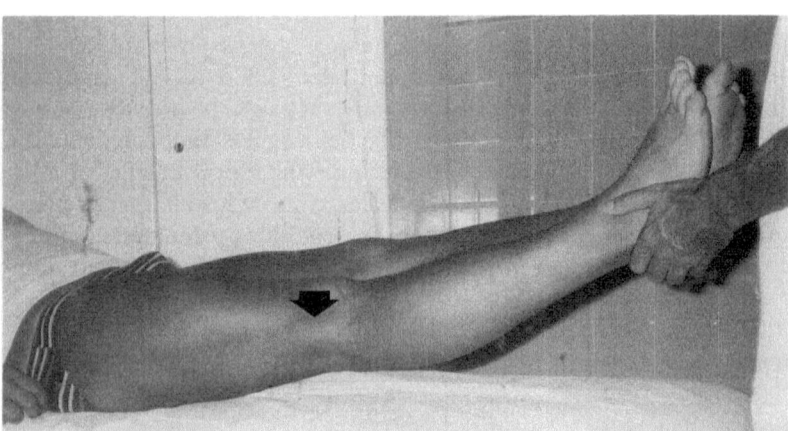

Fig. 108. Recherche du recurvatum. L'examinateur est au pied du patient, il saisit les deux talons du patient et les met au même niveau. Il compare alors les hauteurs des deux genoux et dans le cas d'un recurvatum, le genou est à un niveau inférieur par rapport au côté sain

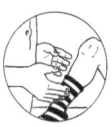

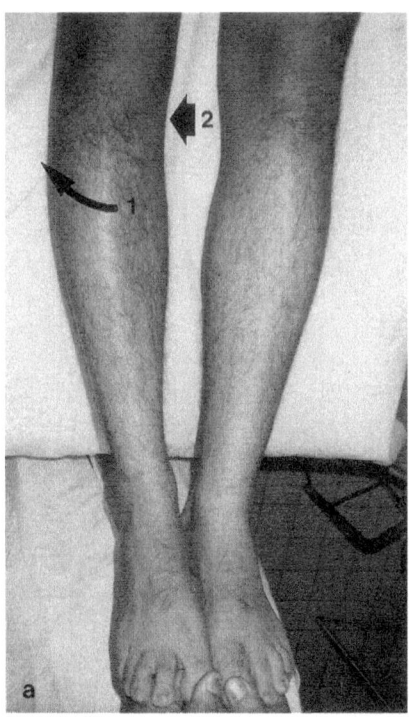

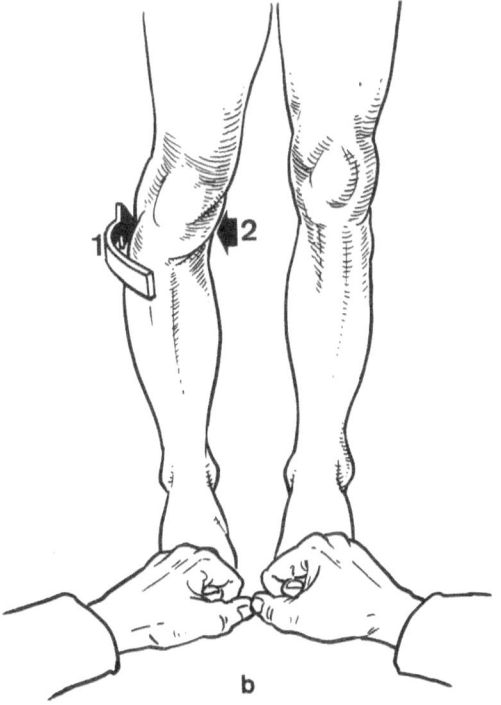

Fig. 109a,b. Test de rotation externe-recurvatum de Hughston. L'examinateur est au pied du malade, il saisit les orteils des deux mains et provoque l'hyperextension du genou. On voit alors apparaître du côté lésé un recur- vatum *(1)* et un varus *(2)*. Ce signe de rotation externe-re- curvatum est témoin d'une laxité rotatoire postéro-externe (Hughston [12]), mais il faut que lui soit associée une rup- ture du LCA. (Jakob [15])

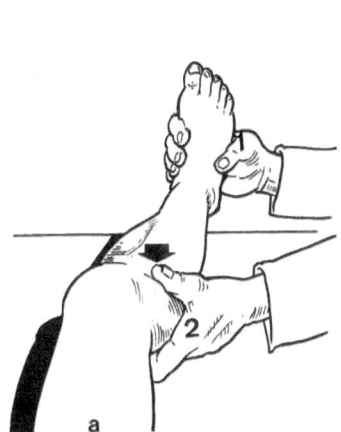

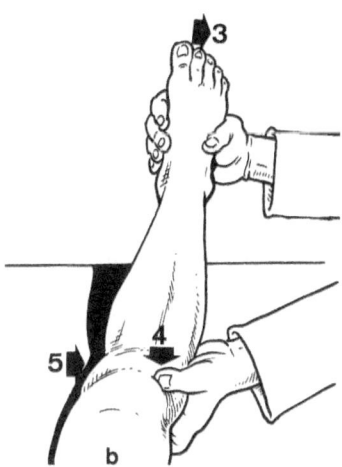

Fig. 110a,b. Test de rotation externe-recurvatum de Hughston. Autre possibilité de recherche du test. L'exa- minateur se trouve du côté lésé, il empaume la plante du pied de la main inférieure *(1)*, la main supérieure en supi- nation soutient la face postéro-externe de l'extrémité su- périeure du tibia (2). On passe de 30° de flexion *(a)* à l'ex- tension complète *(b)* et la main supérieure essaie de favoriser le tiroir postérieur *(2)*. Il se produit alors une ro- tation externe du pied *(3)*, un recurvatum *(4)* et un varus *(5)*. La main supérieure permet d'apprécier le déplace- ment en arrière du plateau tibial externe. (Hughston [12])

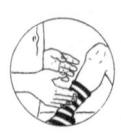

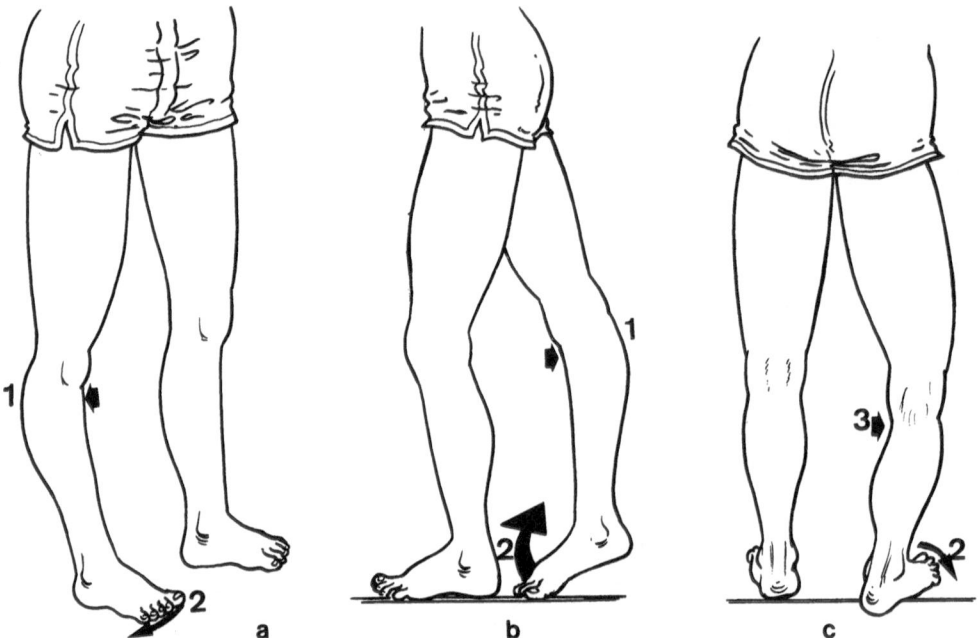

Fig. 111 a–c. Reproduction du test de rotation externe-recurvatum au repos *(a)* et à la marche *(b)*. Au repos *(a)* apparaît de façon asymétrique un recurvatum *(1)* et un excès de rotation externe *(2)* du côté lésé. A la marche, sur une vue de profil *(b)* et postérieure *(c)*, on voit le genou du côté lésé se mettre en recurvatum *(1)* et varus *(3)*, le pied en rotation externe *(2)* lorsque le patient effectue le pas postérieur. Ce signe est assez subtil à mettre en évidence

Ce test peut encore être recherché, le patient debout en charge:

- sans bouger, en maximum d'extension. On compare alors la différence de recurvatum-rotation d'un côté par rapport à l'autre (Fig. 111 a),
- en train de marcher. On observe alors le degré de rotation externe-recurvatum qui peut apparaître lorsque le patient fait le pas postérieur. Au moment où il pose et soulève le talon du sol (Fig. 111 b, c), il y a rotation externe-recurvatum et varus plus marqués du côte lésé que du côté sain.

Le test de recurvatum-rotation externe, difficile à mettre en évidence, doit être recherché souvent à plusieurs reprises. C'est une règle de l'examen ligamentaire passif du genou: il doit être comparatif avec le côté sain et répété.

Le «recurvatum-rotation externe» s'inscrit donc dans la laxité rotatoire et translatoire rotatoire postéro-externe. Il fait partie des éléments séméiologiques de ces deux laxités postéro-externes.

Les tiroirs latéraux

Les principes mécaniques de l'existence de cette translation sont plausibles et décrits par Noyes et Grood [28]. Cependant, nous n'avons pas encore lu dans la littérature de descriptions séméiologiques, ni de travaux montrant la relation anatomo-clinique de ce type de laxité.

Le test de Galway

Malgré cela, au cours de notre visite à Toronto, Galway nous a montré un test de laxité latérale externe avec une description séméiologique claire, sans pour autant nous en donner une physiopathologie et surtout une signification exacte, prouvée expérimentalement ou opératoirement.

Technique de recherche

Le patient est en décubitus dorsal, cuisse à 45°, genou fléchi à 90°, pied reposant sur le plan de la table. La main supérieure est située à la face externe du condyle externe, la main inférieure à la face in-

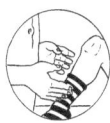

terne du plateau tibial interne. On pousse les deux mains transversalement vers l'intérieur par la main supérieure, vers l'extérieur par la main inférieure. On provoque ainsi un tiroir latéral externe et on voit une saillie latérale externe du plateau tibial externe.

Pour Galway, il pourrait s'agir d'une lésion du ligament de Wrisberg, dépendant du segment postérieur du ménisque externe, sorte de ligament fémoro-tibial frontal qui va du condyle interne du fémur au plateau tibial externe, par l'intermédiaire de la corne postérieure du ménisque externe. Mais cela n'est qu'une hypothèse.

Les tests de laxité latérale

Il est capital d'effectuer les tests latéraux en extension complète et à 20°-30° de flexion.

Les tests à 20°-30° de flexion permettent d'examiner les ligaments latéraux interne et externe seuls, car dans cette position, les points d'angle postérieurs ou angle du poplité en dehors, point d'angle postéro-interne ou angle du semi-membraneux en dedans, sont détendus.

Une laxité en flexion isolée signifie une atteinte d'un ligament latéral, alors qu'une laxité en extension signifierait une atteinte des ligaments latéraux associée à une atteinte des points d'angle postérieurs. Pour Hughston, cela signifierait une atteinte pratiquement obligatoire du ligament croisé postérieur, car en extension complète, le ligament croisé postérieur est tendu et empêche les mouvements de latéralité. Cela concorde avec le tableau de Noyes (voir Tableau 3). Par ailleurs, il y a deux positions possibles du patient:

- cuisse fléchie à 20° et soulevée de la table, genou fléchi à 20° (Fig. 112a, b),
- cuisse à plat sur le bord de la table d'examen, la jambe pendante à l'extérieur. Cela détend les ischio-jambiers et permet une analyse plus fine de la laxité latérale (Fig. 113a, d).

Les tests en valgus (Fig. 112a, b)

A 30° de flexion (Fig. 112b), on détermine *le point zéro interne*, ce dernier étant la détermination de la certitude clinique du contact fémoro-tibial interne, point de départ d'un valgus éventuel. Cette détermination permet de ne pas prendre une laxité en valgus pour une laxité en varus.

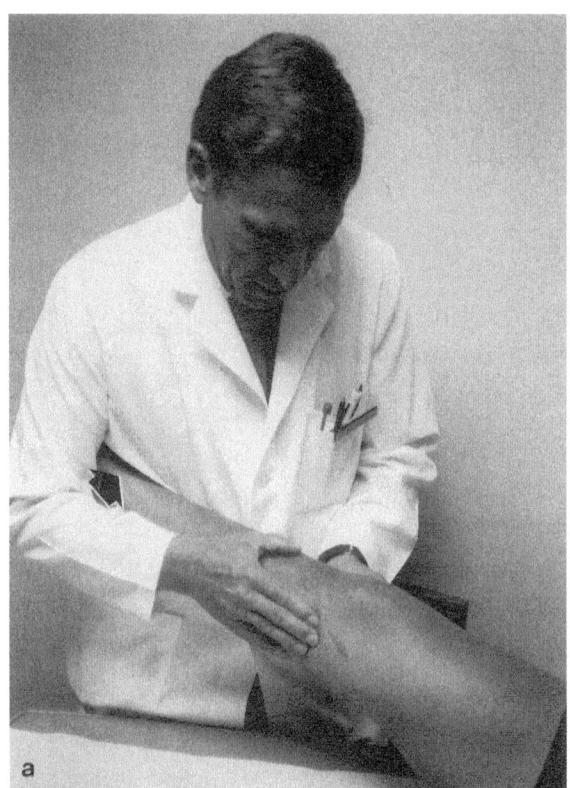

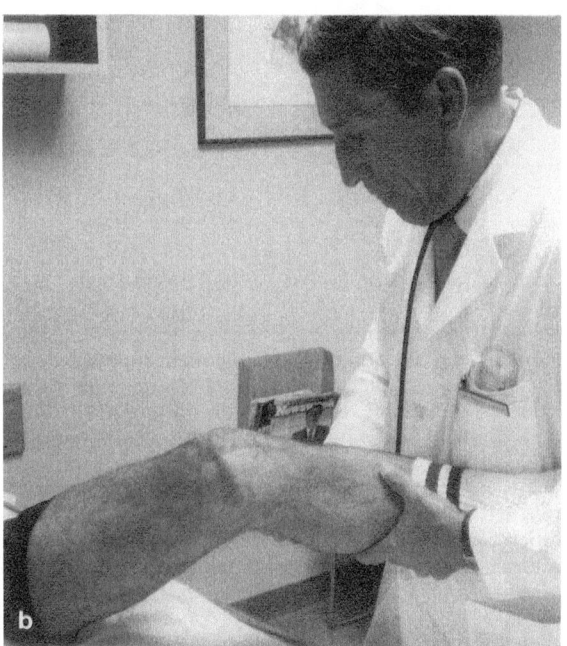

Fig. 112a, b. Tests de laxité latérale en valgus. On peut utiliser la position de Larson: cuisse soulevée sur le plan de la table, jambe calée dans le creux axillaire, mains appliquées à plat sur les faces latérales des genoux, une main palpant l'interligne interne, l'autre appliquant le valgus. *a* en extension: détermination du point zéro interne (comme pour le varus), puis mesure du valgus mis en évidence (comme pour le varus), *b* en flexion 30°: mêmes manoeuvres. (Larson [18])

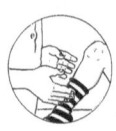

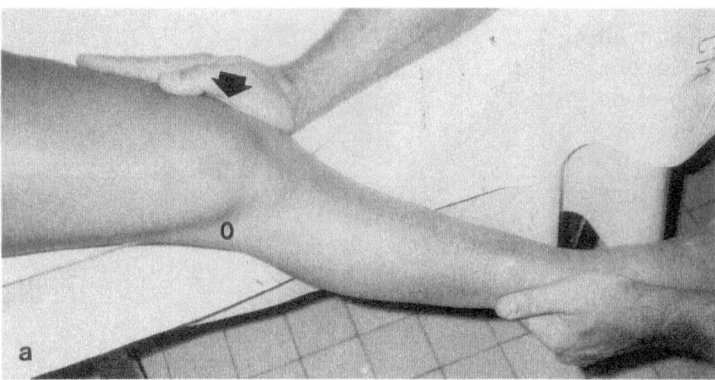

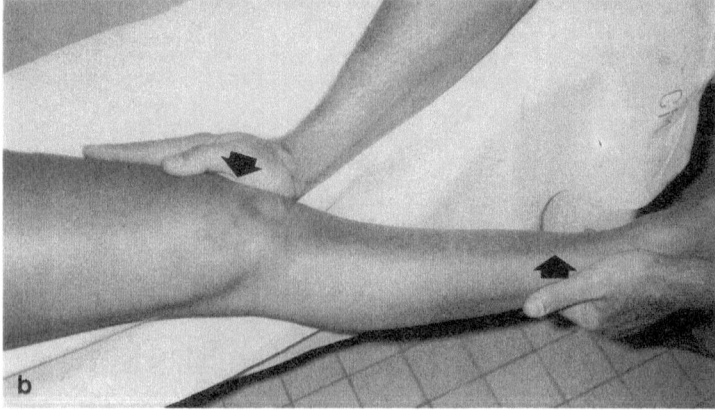

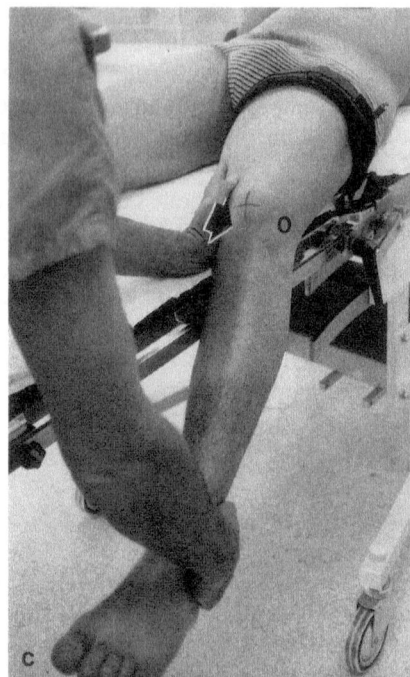

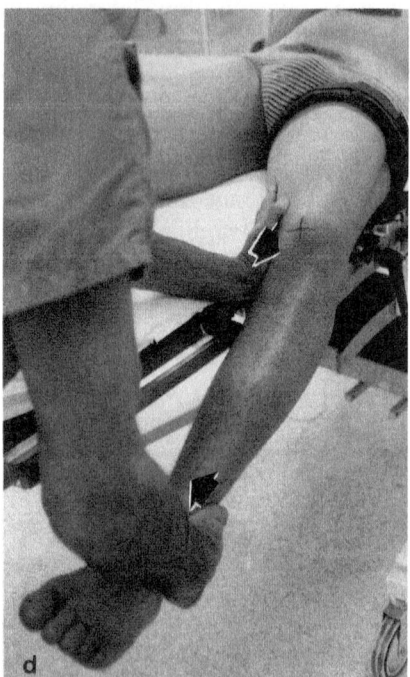

Fig. 113 a-d. Test de laxité en varus (position de Hughston). *a* varus en extension: la cuisse repose sur le plan de la table, pour détendre les is-chio-jambiers, le genou est étendu, la main supérieure se met à plat sur la face interne du genou et applique une contrainte en varus. La jambe est à l'extérieur de la table. Détermination du point zéro: on exerce une pre-mière contrainte en varus puis on laisse revenir élastiquement le tibia en position neutre, on sent alors le contact fémoro-tibial externe qui déter-mine le point zéro *(0)*, *b* on refait le varus et on le mesure à partir de ce point zéro: on apprécie en centimètres le niveau du bâillement externe à l'articulation. En fait comme il s'agit d'un déplacement angulaire, il fau-drait mesurer en degrés le déplacement du tibia par rapport au fémur, *c, d* varus en flexion: mêmes manoeuvres. (Hughston [12])

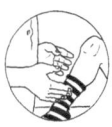

Le membre inférieur est soulevé de la table, pied bloqué dans l'aisselle, les mains sont plaquées sur les faces latérales du genou (Fig. 112 b). On exerce alors une contrainte en valgus mais on laisse aussitôt la jambe revenir et on sent un contact fémoro-tibial interne: *c'est le point zéro*.

On refait le valgus à partir de ce point zéro et on détermine alors l'importance de ce valgus en fonction du bâillement interne qu'on cote cliniquement:

- 1+ entre 3 et 5 millimètres,
- 2+ entre 5 et 10 millimètres,
- 3+ au-dessus et 10 millimètres.

Dans l'une des positions précédentes, on examine le genou en extension avec contrainte en valgus (Fig. 112 a) et on quantifie le déplacement comme précédemment.

Les tests en varus

À 30° de flexion (Fig. 113 c, d), on détermine *le point zéro externe*.

Le membre inférieur est en dehors de la table, cuisse reposant sur le plan de celle-ci, les ischio-jambiers détendus. Cette position de Hughston est plus pratique pour le varus que la position décrite pour le valgus. La main supérieure est à plat à la face interne du genou, la main inférieure est à la cheville et applique une contrainte en varus. On laisse alors la jambe revenir élastiquement et on sent la remise en contact fémoro-tibial externe: c'est *le point zéro externe*.

On refait alors le valgus à partir de ce point zéro et on obtient le bâillement externe encore appelé la découaptation externe.

Genou étendu, avec les mêmes manoeuvres, on examine le varus en extension. La cotation de ce varus se fait comme pour le valgus:

- 1+ entre 3 et 5 millimètres,
- 2+ entre 5 et 10 millimètres,
- 3+ au-dessus de 10 millimètres.

Mesure des rotations

Pour éliminer les rotations de hanche, il est plus aisé de mesurer les rotations à 90° de flexion du genou comme pour le tiroir antérieur, selon la technique de Palmer. En outre, cela permet de comparer les rotations d'un côté par rapport à l'autre (Fig. 114 a–c). Ceci ne pose pas de problème technique particulier.

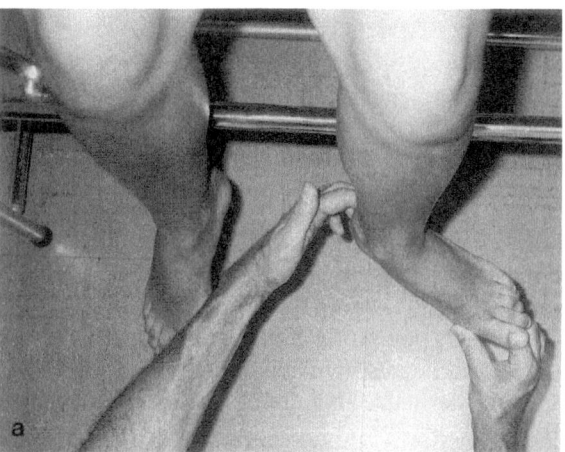
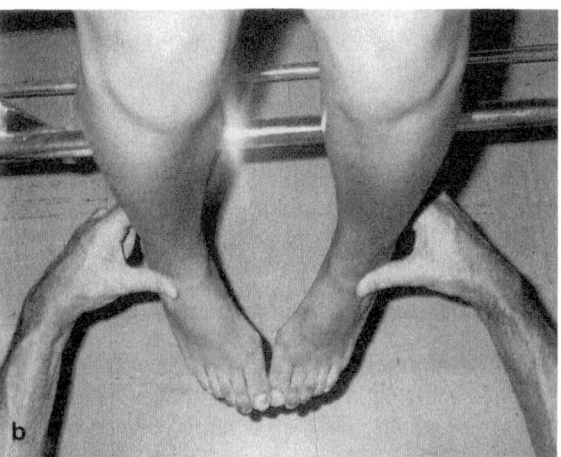
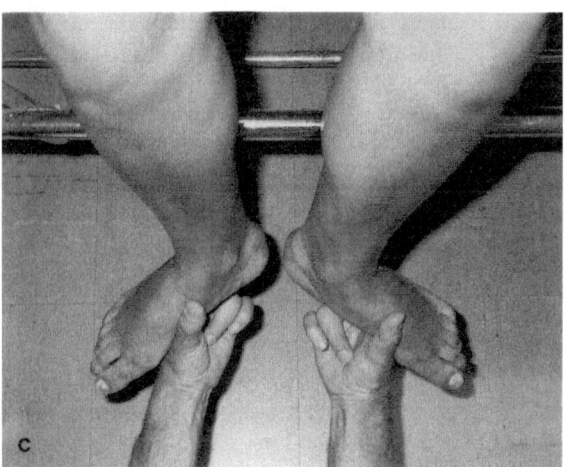

Fig. 114 a–c. Mesure comparative des rotations. Elle se fait par mesure des rotations au niveau des pieds. *a* rotation externe: genou en position de Palmer. Une main tient l'arrière pied, l'autre pied fait la rotation externe, *b* rotation interne: même position du genou et des mains, *c* il est important de comparer les rotations d'un côté par rapport à l'autre en tenant compte d'une pathologie autre que celle du genou

Examens complémentaires

A côté des tests cliniques manuels, dont la cotation est forcément soumise à l'appréciation subjective de l'examinateur - malgré, nous l'avons vu, l'effort de nombreux auteurs pour coter cliniquement l'importance des déplacements -, d'autres auteurs et sociétés ont tenté de mettre au point des examens plus objectifs:

- les tests manuels instrumentaux avec mensuration mécanique ou électronique des déplacements: ce sont les laximètres,
- les tests manuels radiologiques,
- les tests instrumentaux radiologiques,
- les examens en tomodensitométrie et en imagerie à résonance magnétique, permettant de mettre en évidence le ligament lésé.

Les tests manuels instrumentaux: les laximètres

Nous avons vu comment différents auteurs ont pu coter cliniquement le signe de Lachman par la cotation de Torg, le ressaut condylien externe par la cotation de l'AOSSM et la cotation de Jakob par la variation du RCE en fonction des rotations. C'est une tentative de mesure clinique objective. Cela est laissé à l'appréciation subjective de l'examinateur et surtout de son expérience, mais cela fait autant de variables potentielles.

C'est ainsi qu'ont été créés les laximètres, lesquels présentés du plus simple au plus complexe sont:

- *l'arthromètre KT 1000* (Fig. 115) qui mesure les tiroirs directs, dont le Lachman, en fonction de la force appliquée;
- *le laximètre de Stryker* (Fig. 116) qui mesure également le tiroir direct en fonction des forces appliquées. Il mesure le Lachman mais aussi le tiroir antérieur direct à 90° de flexion;
- *le laximètre OSI* (Fig. 117a, b) qui mesure le tiroir antérieur ou postérieur direct; mesures reliées à l'ordinateur;
- le *Genucom de FARO* (Fig. 118) *et l'ACUFEX* dont les mesures sont reliées directement à un ordinateur et qui permettent de retrouver sur un graphique les données de mesures en fonction de la force exercée. Ces arthromètres mesurent toutes les laxités. Ils ont une incontestable supériorité par rapport aux trois précédents.

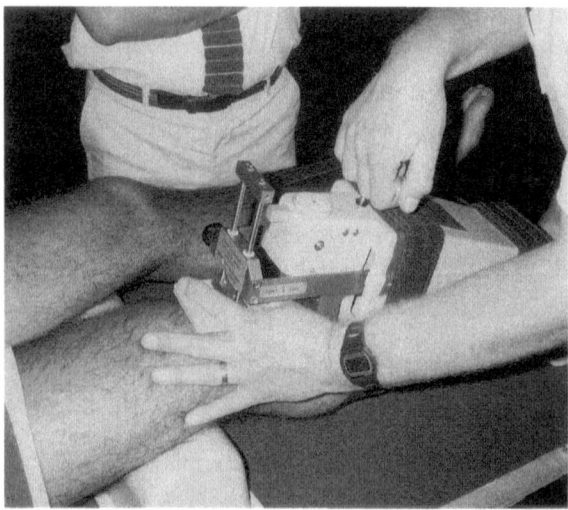

Fig. 115. L'arthromètre KT 1000 mesure le tiroir antérieur en Lachman ou Palmer en fonction de la force exercée

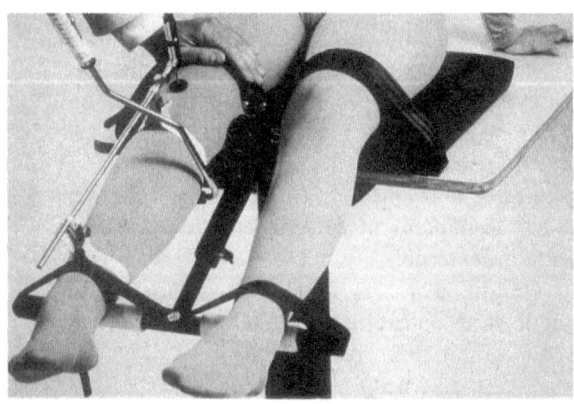

Fig. 116. Le laximètre de Stryker mesure uniquement les translations. Il mesure la force appliquée pour le TA: FTA, la force appliquée pour le TP: FTP, le tiroir antérieur: A, le tiroir postérieur: B, le déplacement total: A+B, le rapport entre A/FTA, le rapport entre B/FTP. Les tiroirs antérieurs sont recherchés selon le Lachman et le Palmer

Fig. 118. Les laximètres Genucom de FARO et ACUFEX permettent de mesurer tous les déplacements en translation et rotation donc les tiroirs, les rotations axiales et les valgus-varus. Les mesures sont enregistrées, mémorisées et imprimées sur graphique par l'intermédiaire d'un ordinateur. Système le plus complet, mais le plus onéreux

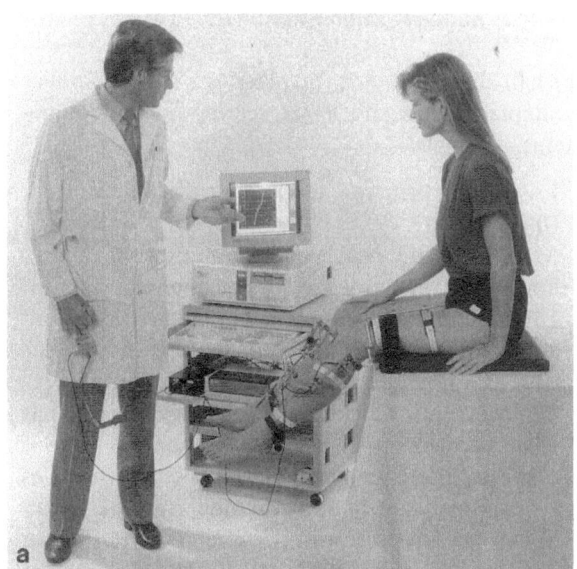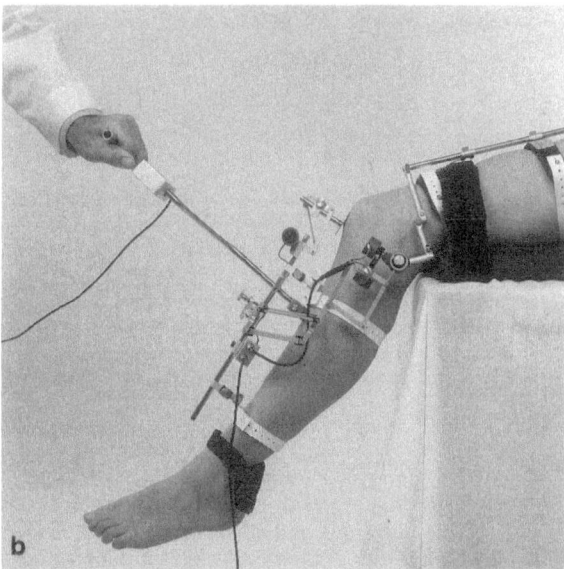

Fig. 117 a, b. Le laximètre OSI mesure les tiroirs antérieurs et postérieurs en tenant compte de la force exercée ; les mesures sont enregistrées sur ordinateur

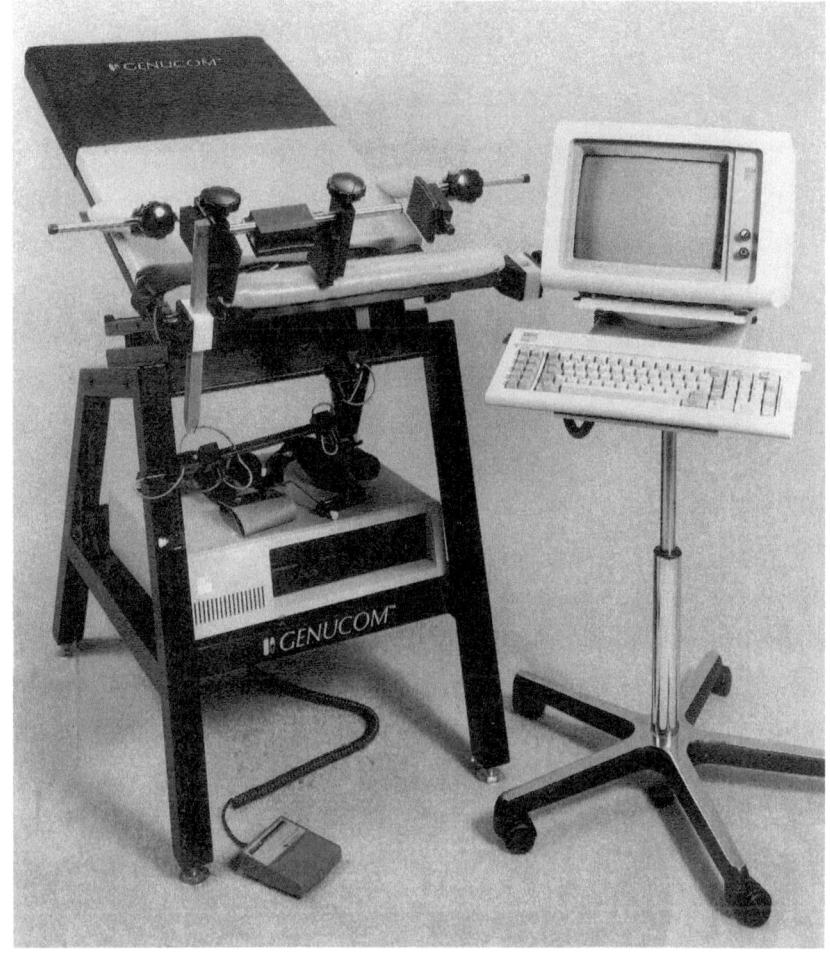

Fig. 118. Légende voir p. 80

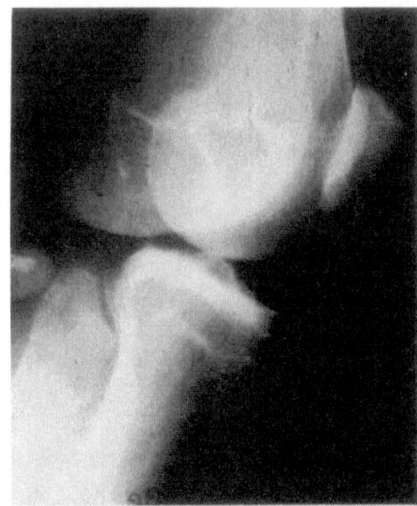

Fig. 119. Cliché historique, radiodynamique du RCE effectué en 1969 par Losee et mis à notre disposition

Fig. 120 a–d. Tests radiodynamiques manuels de Mac Intosh montrant le RCE en subluxation et réduit *(a, b)* et le Lachman actif et passif *(c, d)*
▽

Les tests manuels radiodynamiques

Il s'agit de reproduire sur plaques radiographiques les déplacements anormaux. Citons chronologiquement:

- Losee qui présente le premier cliché de RCE (Fig. 119) en 1969.
- Mac Intosh qui étudie sous amplificateur de brillance le RCE, fait les clichés en subluxation, puis en réduction et ensuite le Lachman actif et passif, associant contraction du quadriceps et poussée de l'examinateur. Cela permet de quantifier les déplacements (Fig. 120 a–d, clichés prêtés par Mac Intosh).
- Geneste (thèse Lacoste) [17], qui étudie tous les mouvements de laxité afin qu'il n'y ait aucun doute sur la réalité des déplacements et de leur importance (Fig. 121 a, b et 122 a–d) telles par exemple, la laxité translatoire rotatoire antéro-interne ou translatoire rotatoire postéro-interne.

Toutefois, ces examens ont pour inconvénient d'exposer l'examinateur aux radiations.

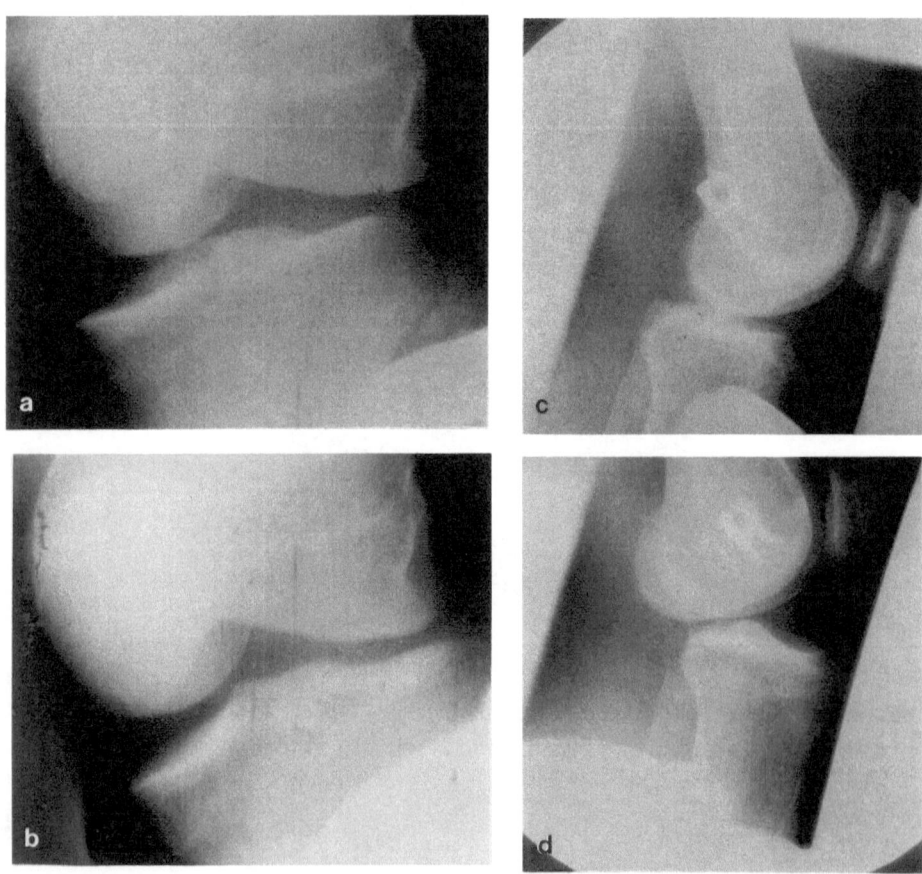

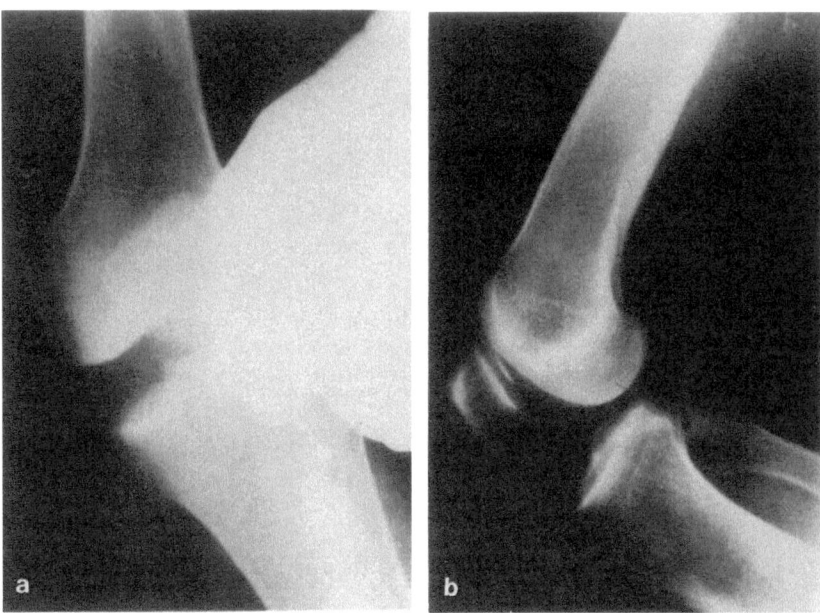

Fig. 121 a, b. Tests radiodynamiques manuels de Geneste montrant une laxité translatoire rotatoire antéro-interne. (Lacoste [17])

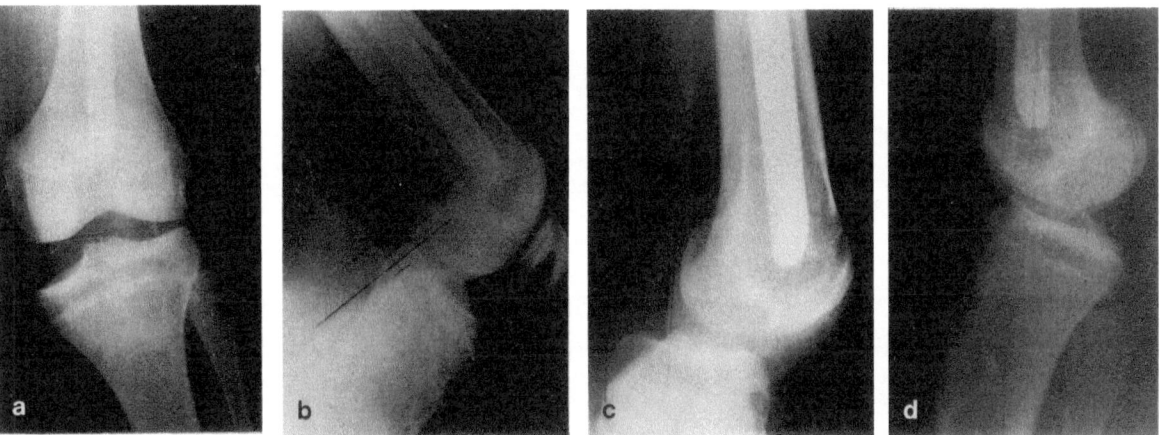

Fig. 122 a-d. Tests radiodynamiques manuels de Geneste montrant une laxité translatoire rotatoire postéro-interne avec un recurvatum. (Lacoste [17])

Les tests instrumentaux radiodynamiques

Il s'agit d'appareils adaptés sur la table de radiologie qui mettent le genou en position forcée de laxité, avec une force de contrainte qui peut être dosée et constante. Citons:

- l'appareil de Scheuba (Fig. 123 et 124), au sujet duquel Pässler [30] et Mansat ont rapporté leur expérience. La force de traction ou de compression est constante à 15 kg;

- l'appareil Multipress (Protek) qui a le même principe mais dont les éléments sont ventousés sur la table (Fig. 125);
- le dispositif de Dejour [2], plus simple, mais seulement présenté pour le Lachman passif et actif (Fig. 126 a-d). Ils ont le mérite de ne pas exposer l'examinateur aux rayons X.

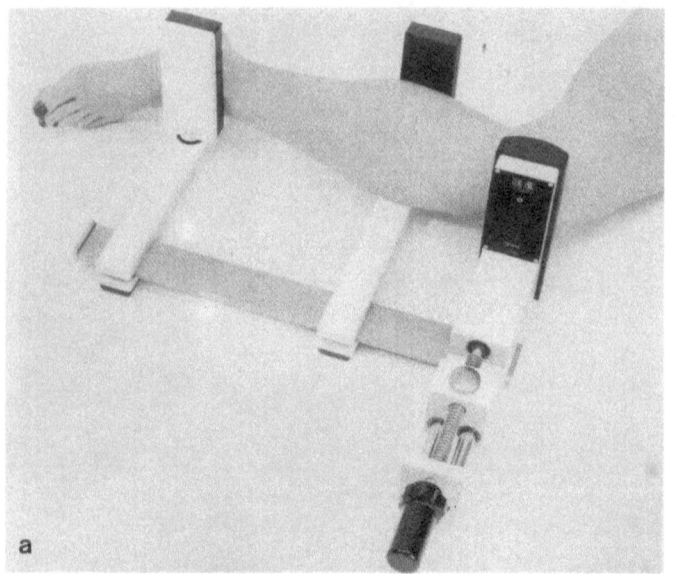

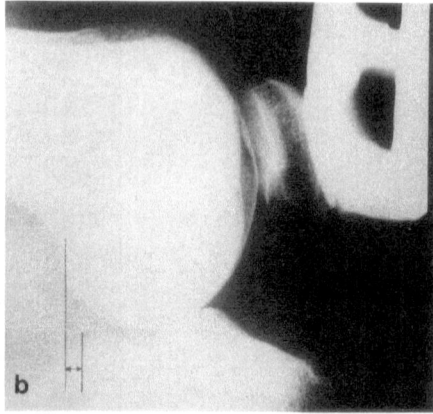

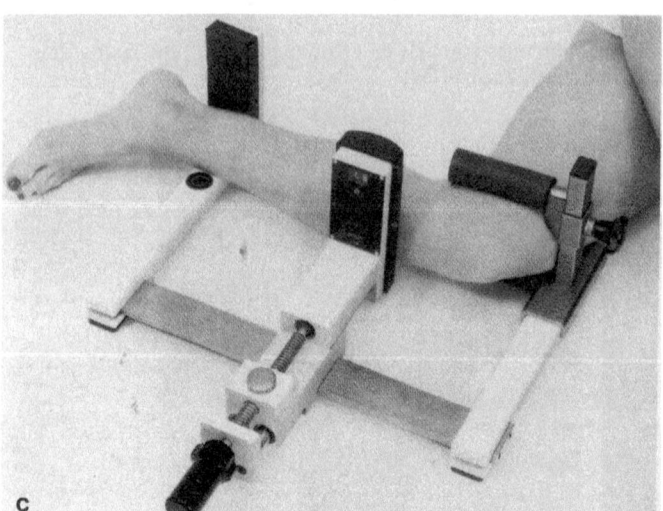

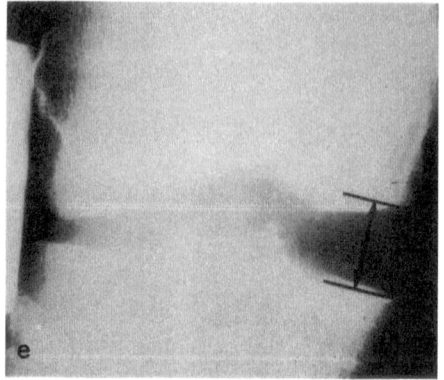

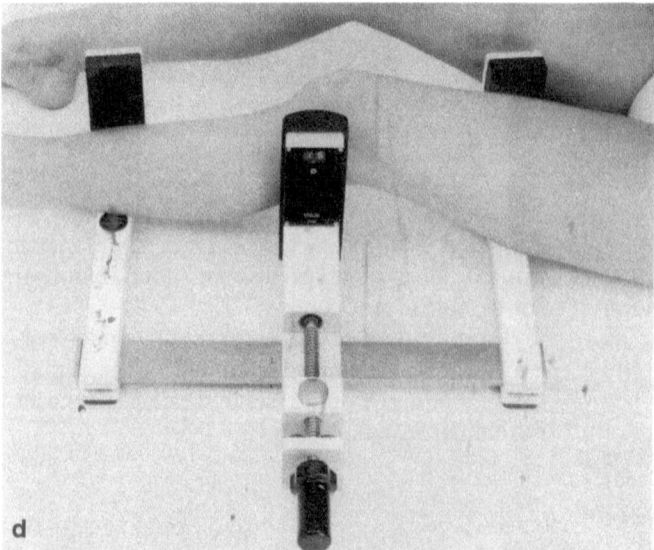

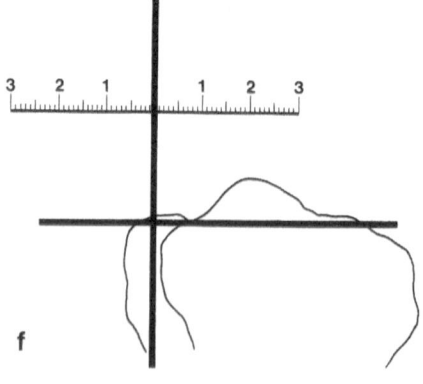

Fig. 123 a-f. Tests radiodynamiques instrumentaux avec l'appareil de Scheuba posé sur la table de radiologie, effectuant les tests en tiroir antérieur *(a)*, avec radiographie correspondante *(b)*, tiroir postérieur *(c)*, valgus *(d)* avec radiographie correspondante *(e)* et le calque de mesure *(f)*

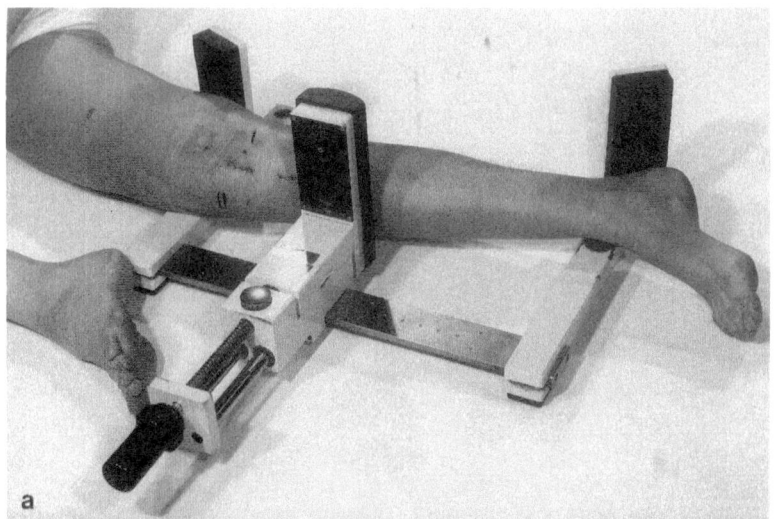

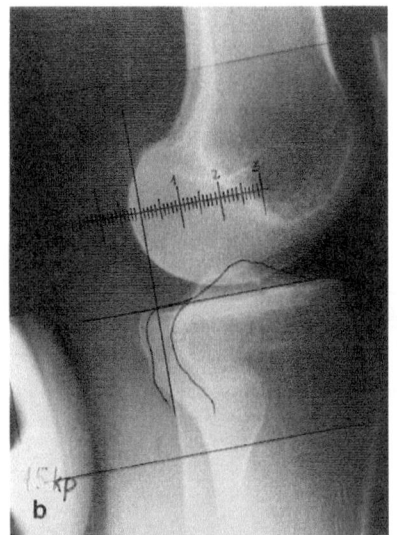

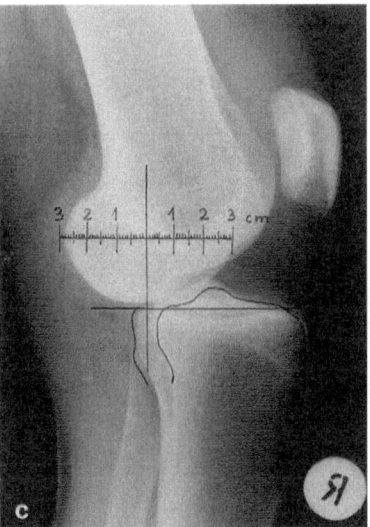

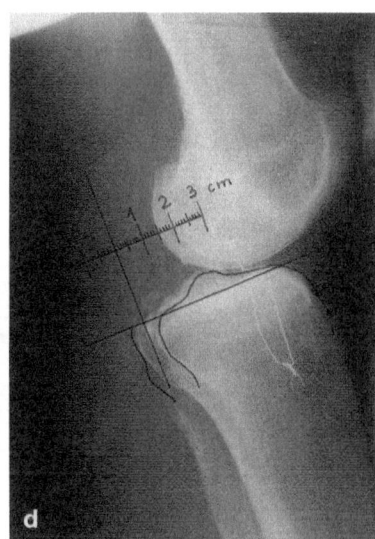

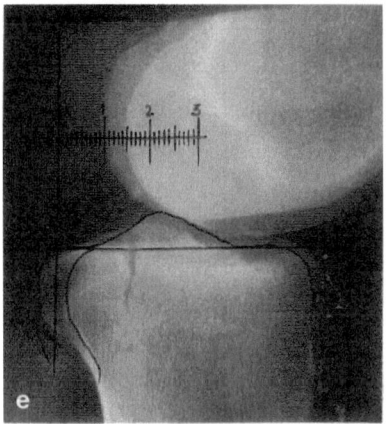

Fig. 124 a–e. Tests radiodynamiques en Lachman avec l'appareil de Scheuba. ***a*** position pour un tiroir postérieur, ***b*** genou sain, tiroir antérieur de 3 mm pour une contrainte de 15 kg, ***c*** tiroir antérieur de 27 mm, 3 ans après suture d'une rupture fraîche du ligament croisé antérieur, ***d*** tiroir postérieur de 17 mm, 3 ans après suture du ligament croisé postérieur, ***e*** tiroir postérieur de 12 mm, lésion ancienne du ligament croisé postérieur

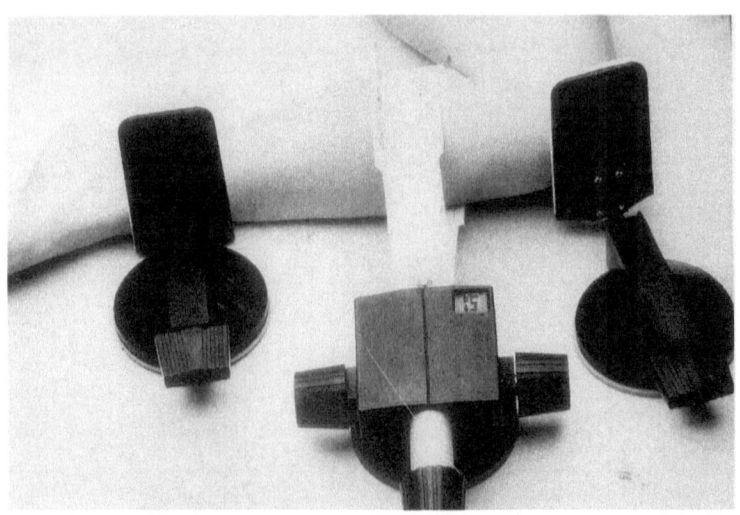

Fig. 125. Tests radiodynamiques instrumentaux avec l'appareil Multipress (Protek) basés sur le même principe que l'appareil de Scheuba, mais ventousés sur la table, avec force appliquée à 15 kg

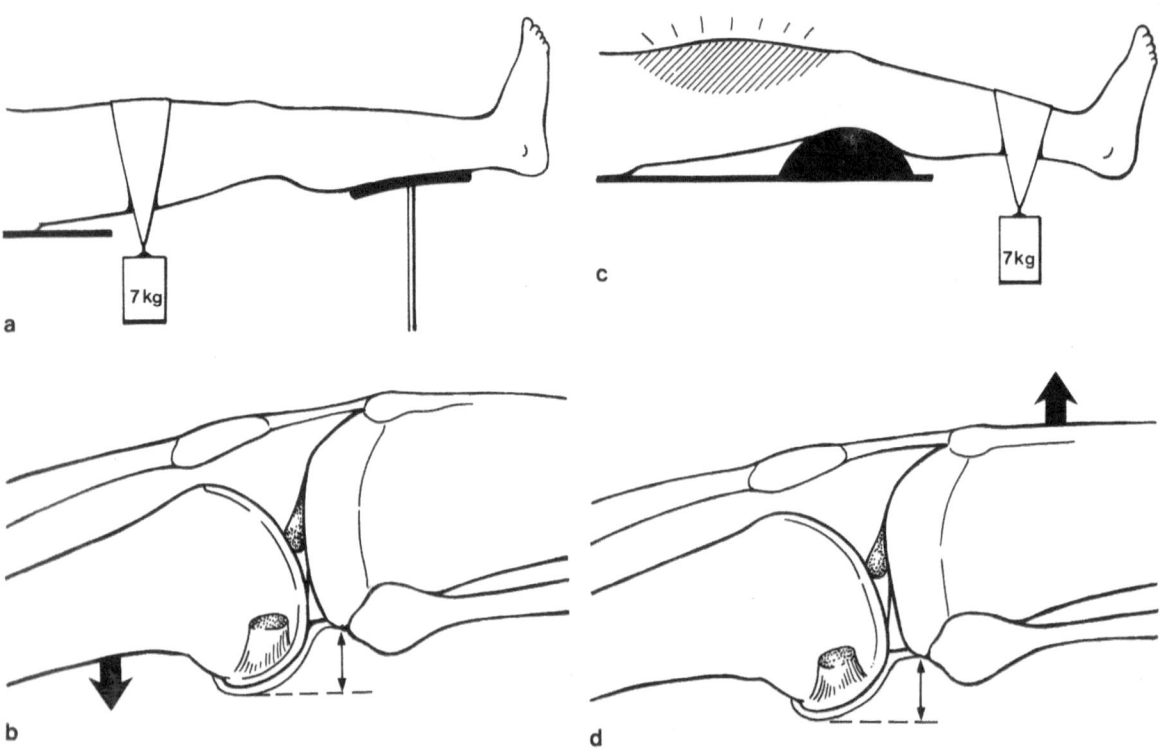

Fig. 126a–d. Tests radiodynamiques instrumentaux de Dejour montrant la technique de recherche du Lachman passif *(a, b)* et actif *(c, d)* en modifiant les dispositifs de traction et de soutien. (Dejour [4])

L'imagerie sans contrainte

Les radiographies standards, dans les lésions fraîches, sont des documents indispensables. Il s'agit de quatre incidences:

- face, en charge;
- profil, en charge, quadriceps contracté;
- défilé inter-condylien;
- cliché axial de rotule.

Ils recherchent une avulsion osseuse ligamentaire tant au niveau des insertions des croisés que des ligaments latéraux, comme par exemple la fracture de Segond qui est une avulsion de l'insertion postéro-externe sur le bord externe du plateau tibial externe des éléments capsulo-ligamentaires postéro-externes.

Dans les lésions anciennes, les radiographies permettent surtout de préciser l'évolution arthrosique, dont le premier stade est le «modelé» arthrosique sans pincement. Dejour accorde une importance capitale au *profil monopodal en charge,* quadriceps contracté, genou à 20° de flexion, permettant de mesurer le *Lachman radiologique en charge.*

L'arthrographie du genou, dans les lésions fraîches, n'a que peu d'intérêt.

Dans les lésions anciennnes, elle n'apporte pas grand chose au dignostic ligamentaire. Elle permet surtout de préciser l'état des ménisques, en particulier la corne postérieure pour la discussion «résection-réinsertion?»

Peu de travaux sont présentés pour l'étude des ligaments en *tomodensitométrie.* En fait, ce serait surtout comme pour l'épaule, en arthroscanner, et pour l'étude des ménisques que le tomodensitomètre aurait quelqu'intérêt.

Un important travail sur *l'imagerie à résonance magnétique* (Fig. 127 a–d) de Mandelbaum et coll. [25] a été récompensé par l'AOSSM (concours clinique de 1986).

Mais cet examen est surtout intéressant pour les ménisques, les fractures des plateaux tibiaux, les lésions de la rotule et du quadriceps et en ce qui concerne les ligaments, cela se limite au LCA et au LCP.

Qu'en est-il de *l'arthroscopie* du genou?

Cet examen a été volontairement minimisé tout au long de ce travail car il est capital de comprendre qu'on ne peut appréhender un genou ligamentaire qu'à travers la clinique (Fig. 128), l'essentiel du diagnostic étant assuré par l'écoute du patient et par l'examen manuel. Il est plus aisé et certainement

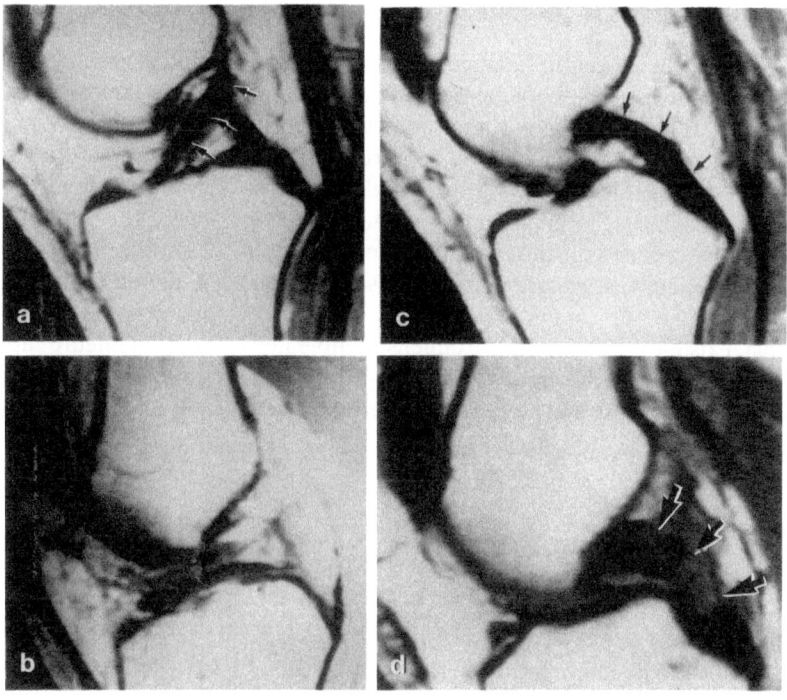

Fig. 127a–d. Image à résonnance magnétique (IRM): aspect de rupture du LCA *(b)* et du LCP *(d)* alors qu'en *(a)* et *(c)* les LCA et LCP sont bien vus continus

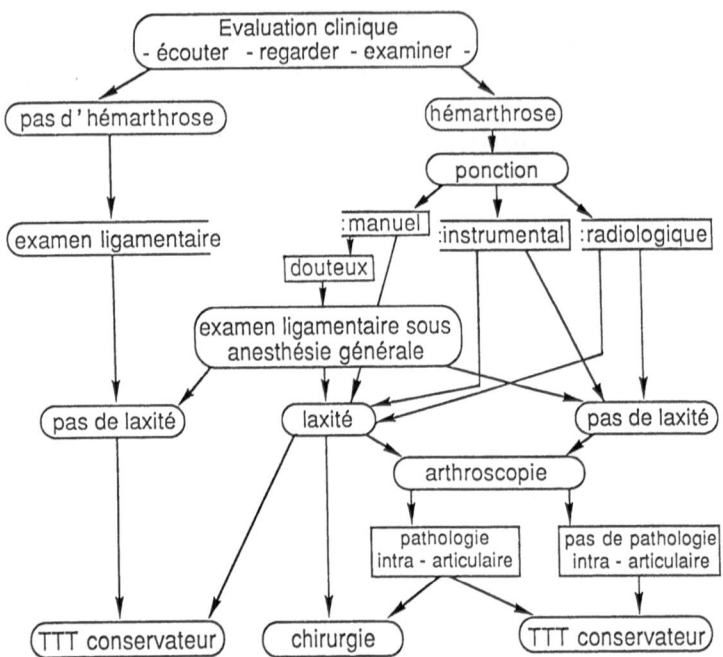

Fig. 128. Conduite à tenir devant une entorse récente du genou. Ce tableau met en évidence le rôle prépondérant et déterminant de l'examen clinique, véritable pivot car il conditionne les orientations secondaires exploratoires: ra-

diologiques, anesthésie générale, arthroscopie; cette dernière ne permet pas à elle seule le diagnostic des lésions ligamentaires car la majorité des ligaments sont extra-articulaires

moins onéreux de faire le diagnostic de rupture du LCA par l'examen clinique que par l'arthroscopie.

La pathologie du genou ligamentaire ne se résume pas à l'examen arthroscopique du LCA ou du LCP. A l'actif de l'arthroscopie, il faut admettre qu' elle permet le diagnostic du type de rupture: désinsertion du LCA ou lésion intra-articulaire, en particulier cartilagineuse traumatique ou dégénérative. Toutefois, cela ne constitue qu'un complément très discutable, qui l'est encore plus pour les lésions anciennes.

Ainsi, existe-t-il une foison d'examens complémentaires dont l'efficacité pour l'appréciation de l'examen de la laxité est toute relative. En outre, ces exa-

mens prennent beaucoup de temps et le chirurgien responsable du patient qui n'a pas souvent la possibilité de les faire lui-même, les confiera à un assistant, à un kinésithérapeute ou à un radiologue, pas nécessairement motivé ou orienté.

L'examinateur se prive ainsi de la *personnalisation de l'examen*, de son affinement éventuel, dont il aurait pu sentir la nécessité à l'écoute de l'histoire clinique. Dans l'appréciation de la laxité, rien ne remplace un examen clinique complet effectué par le même examinateur et c'est pour cette raison que les mesures objectives cliniques cotées constituent une meilleure approche globale nécessaire à la conclusion thérapeutique.

Essai de synthèse

Ainsi existe-t-il dans ces années 80 de nombreux tests d'examen ligamentaire complet du genou. Le ressaut condylien à lui seul peut se rechercher selon dix possibilités différentes, selon Lemaire, Mac Intosh, Losee, Slocum, Hughston, Noyes, Müller, Dejour, Dupont et Jakob.

Ces tests ont tous leur importance et permettent de conclure à une lésion anatomique précise.

Il est maintenant clairement admis par de nombreux auteurs, quelle que soit la manière dont ils ont cherché leurs signes, que certaines «vérités» s'imposent:

- le tiroir antérieur de Palmer en rotation neutre à 90° de flexion, se rencontre dans les lésions du ligament croisé antérieur mais il n'est pas constant dans ce type de lésion;
- le test de Lachman est actuellement le maître-test du genou, car il est pratiquement pathognomonique de la rupture du ligament croisé antérieur et en fonction de son importance, selon Torg [36], il y a plus ou moins de lésions périphériques associées;
- quant aux tiroirs rotatoires, Noyes et Grood [28] ont précisé les deux types: le tiroir rotatoire pur avec rotation prédominante, le tiroir translatoire rotatoire avec translation dominante sur la rotation. Le rapport T/R permet de clarifier et de différencier ces deux types.

Malgré cela, il est probable que des précisions restent à apporter à propos des deux tiroirs rotatoires, l'un antéro-externe et l'autre postéro-interne.

Le tiroir rotatoire antéro-externe

Si on admet son existence, à quoi correspond-il: lésion du ligament fémoro-tibial antéro-externe ou du tiers antérieur du ligament capsulaire et/ou rupture du LCA?

Les travaux de Jakob et Losee mériteraient d'être rapprochés mais cela n'est pas tout à fait clair. Une seule de ces deux lésions suffit-elle à provoquer le tiroir rotatoire antéro-externe ou faut-il les deux?

Car, sur le plan pratique, si la ténodèse antéro-externe isolée palliative type Lemaire, Losee, Hughston, Andrews ou Müller fait disparaître le ressaut

d'instabilité en supprimant la subluxation antérieure du plateau tibial externe, mais laisse persister le signe de Lachman, n'est-ce pas la preuve que le tiroir rotatoire antéro-externe est d'abord un témoin de lésions d'éléments capsulo-ligamentaires antéro-externes, et le Lachman décidément le signe de rupture du LCA?

Pour Bousquet [1], le tiroir rotatoire antéro-externe s'intégrerait dans l'hypermobilité externe où la majorité des lésions est postéro-externe.

Le tiroir postéro-interne

Pour Hughston, il n'existe pas à l'état pur; un tiroir rotatoire postéro-interne est un contre-sens.

Admettons qu'il n'y a pas de tiroir rotatoire postéro-interne pur avec axe de rotation central. Mais avec Noyes et Grood cependant, on peut admettre que lorsque la translation est plus importante que la rotation, le centre de rotation se déplace vers la périphérie: le LCP est rompu, ne bloque plus la rotation interne et ne gêne plus le glissement en arrière des plateaux tibiaux. Il y a donc une laxité translatoire rotatoire postéro-interne possible.

Le tiroir rotatoire antéro-interne de Slocum

Il fut le premier historiquement reconnu. Il faut supposer lorsqu'il existe, qu'il associe une lésion des éléments postéro-internes et de la corne postérieure du ménisque interne. Lorsque le LCA est rompu, il devient translatoire-rotatoire, le rapport T/R augmente.

Il faut rapprocher de ce test le test n° 2 de Lemaire, dit de la mobilité en tiroir T, mais qui a finalement la même signification, hormis le siège de la lésion: ligament postérieur oblique ou ligament antérieur oblique?

Les tiroirs postéro-externes

Ce type de laxité semble bien clairement défini (Hughston). Le LCP n'est pas constamment rompu, mais les éléments postéro-externes incluraient le tendon poplité, l'angle du poplité, le LLE. La sé-méiologie en a été largement décrite par Hughston ainsi que la technique opératoire réparatrice.

Les ressauts de déficience du LCA

Lorsque ce ressaut existe, il est pathognomonique de la rupture du LCA. Mais n'a-t-on pas dit qu'il existe des faux négatifs?

La fiabilité des différentes techniques de recherche est variable, en effet. Il n'existe aucune statistique clinique montrant sa positivité dans 100% des cas de rupture du LCA.

Il n'existe aucun travail comparatif des différents ressauts analysés avec les dix techniques de recherche décrites. Il semble que les deux meilleurs tests soient celui de Mac Intosh et celui de Losee n° 2, bien que ce dernier puisse également être interprété, à tort, lorsque la rotation externe devient importante après le ressaut, comme une hypermobilité externe de Bousquet ou un tiroir rotatoire postéro-externe à 30° de flexion, voire comme un ressaut condylien externe inversé.

On peut admettre - cela reste à prouver - que le ressaut existe bien dans 100% des ruptures du LCA, mais il peut arriver qu'il soit difficile à rechercher même sous anesthésie générale. C'est alors aussi une question d'expérience clinique de l'examinateur.

Reste l'interprétation de la quantification du RCE: que signifient 1+, 2+, 3+, appréciés cliniquement?

Si le LCA est rompu et qu'il existe un ressaut, quelle signification faut-il donner à l'importance du déplacement?

Dejour, Jakob et Dupont ont répondu à cette question: il s'agit de lésions isolées du LCA dans les faibles cotations et de lésions associées périphériques dans les fortes cotations.

Cela concorde avec les aphorismes de Müller:

- «Toute lésion d'un ligament périphérique augmente l'amplitude du mouvement rotatoire du genou» et,
- «Toute laxité grave rotatoire dans un quadrant est associée à une laxité rotatoire dans un autre quadrant avec une laxité en valgus ou en varus».

Conclusion

L'examen clinique ligamentaire du genou pourra donc s'effectuer dans deux contextes différents avec des éléments séméiologiques autres.

Dans le contexte du *cas récent*, l'interrogatoire reconstruit facilement le mécanisme car le souvenir du traumatisme est net. En outre la sensation de craquement et le gonflement avant la deuxième heure constituent des signes majeurs en faveur d'une rupture ligamentaire et même probablement du LCA. La douleur et l'impotence fonctionnelle immédiate ne sont pas proportionnelles à la gravité de l'entorse, voire même inversement proportionnelles.

Quant aux signes d'examen, la recherche du signe de Lachman antérieur et postérieur est la première manoeuvre à effectuer car la plus fiable et la moins douloureuse: c'est le maître-signe de l'examen en urgence. La recherche de la laxité latérale vient ensuite. Les tiroirs rotatoires, finesses séméiologiques difficiles à rechercher dans le contexte de l'urgence, viennent en dernier. Il n'est pas rare de constater dans ce contexte de l'urgence des différences cliniques significatives d'un jour à l'autre, même avec le même examinateur. Il faudra confronter, comparer les examens. Nous avons vu, par ailleurs, où se situait l'arthroscopie par rapport à l'examen clinique.

Dans le *contexte chronique*, l'interrogatoire doit être long et minutieux, car à lui seul, par l'histoire et par les symptômes propres aux ligaments, tels le gonflement, le dérobement, le déboîtement, la douleur, l'enraidissement, il permet déjà 75% du diagnostic. Quant à l'examen proprement dit ligamentaire passif, il prendra lui aussi du temps, car il faudra répéter les manoeuvres au cours de plusieurs consultations, comparer avec le côté sain, ceci si nécessaire, sous anesthésie générale. Toutes les finesses séméiologiques seront approfondies et des photographies pourront être prises pour pouvoir réfléchir à «tête reposée» sur la relation anatomo-clinique.

L'épineux problème de la **relation anatomo-clinique** garde des inconnues, mais rappelons le tableau de Noyes [28] qui est une contribution importante à l'établissement de cette corrélation anatomo-clinique. Noyes [28] réfère 21 signes d'examen clinique à une atteinte isolée ou associée des freins primaires ou secondaires.

Müller [26] a en outre créé un *topogramme coté* (Fig. 129) où figurent:

- en gris foncé, les tests postérieurs,
- en gris, les tests antérieurs avec le ressaut condylien externe, mais qui appartient à la séméiologie antérieure,
- en gris clair, les tests latéraux,
- en blanc, les tests rotatoires,
- au milieu, une silhouette du genou où sont hachurées les lésions probables ligamentaires.

Il décrit 21 formes anatomo-cliniques de laxités, réparties en 5 groupes de laxités élémentaires:

- 3 laxités antérieures (Fig. 130a-c),
- 3 laxités antéro-externes (Fig. 131a-c),
- 5 laxités antéro-internes (Fig. 132a-e),
- 4 laxités postérieures (Fig. 133a-d),
- 6 laxités postéro-externes (Fig. 134a-f).

Au total, le tableau de Noyes [28] et les descriptions de Müller [26] apportent des précisions majeures à la corrélation anatomo-clinique.

Il ne s'agit là que du premier pas de la prise en charge du «genou ligamentaire».

En effet, au terme de l'examen clinique ligamentaire du genou, le praticien est en mesure d'établir des chiffres intéressants:

- l'estimation du pourcentage d'activité en %,
- la valeur fonctionnelle avec les symptômes: S_f, sur 5 et la fonction: F, sur 5,
- la stabilité cotant la laxité: S_l, sur 5.

On peut ainsi établir un *résumé de cotation*:

%	$S_{f/5}$	C L A S	$F_{/5}$	$S_{l/5}$

A propos de la *cotation de la stabilité S*, le groupe d'étude du LCA de l'AOSSM a établi une synthèse chiffrée de la stabilité antérieure en considérant trois signes:

- le tiroir antérieur de Palmer,
- le tiroir antérieur de Lachman,
- le ressaut condylien externe.

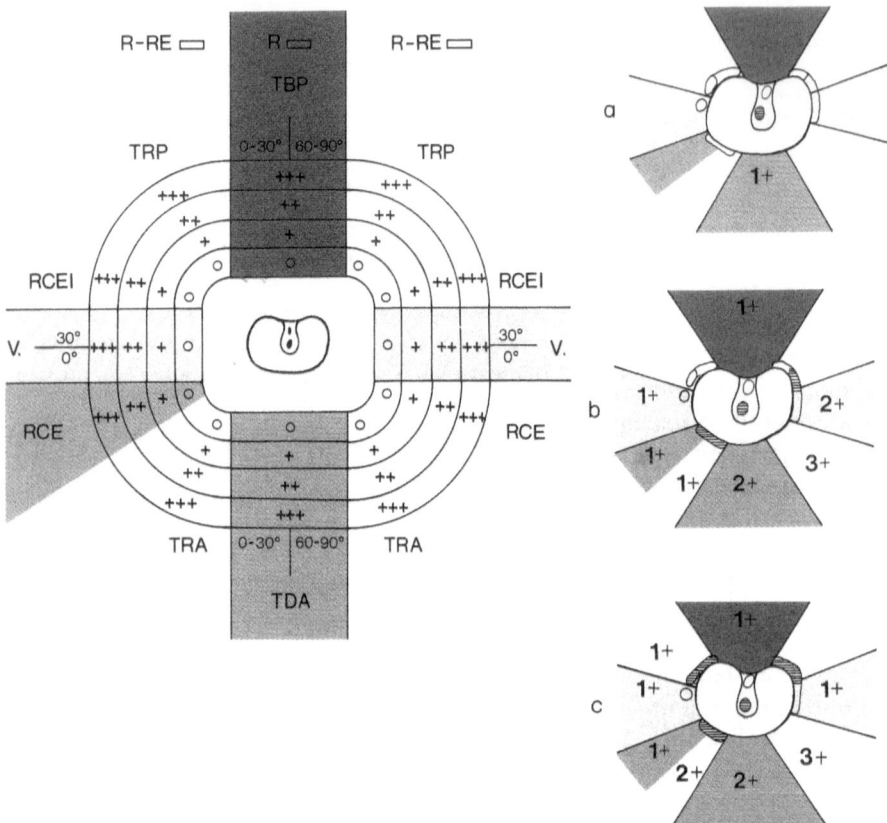

Fig. 129. Le topogramme coté de Müller. Sur ce topogramme figure au centre un schéma où peuvent être dessinées les lésions ligamentaires déduites de l'examen clinique. TDA: Tiroir direct antérieur, à 30 et 90° de flexion, TRA: tiroir rotatoire antérieur, E: externe ou I: interne, selon le côté examiné. RCE: ressaut condylien externe, V: valgus ou varus en flexion 30° et extension 0°. TRP: tiroir rotatoire postérieur, I: interne ou E: externe. RCEI: ressaut condylien externe inversé. TDP: tiroir direct postérieur. R: recurvatum, R-RE: recurvatum-rotation externe. (Müller [26])

Fig. 130a–c. Les trois laxités antérieures
a laxité antérieure simple. Clinique: tiroir antérieur 1+, ressaut condylien externe 1+. Lésion: ligament croisé antéro-externe
b laxité antérieure globale. Clinique: tiroir antérieur 2+, tiroir antéro-externe 1+, ressaut condylien externe 1+. Laxité en varus 30° de flexion 1+. Tiroir rotatoire antéro-interne 3+. Laxité en valgus 30° de flexion 2+. Tiroir postérieur direct 2+. Lésions: ligament fémoro-tibial antéro-externe, ligament croisé antéro-externe, couche profonde du ligament latéral interne et ligament postérieur oblique
c laxité antérieure combinée. Clinique: tiroir antérieur direct 2+, tiroir rotatoire antéro-externe 2+, ressaut condylien externe 1+. Test en varus 30° de flexion 1+. Tiroir rotatoire postéro-externe 1+. Tiroir postérieur direct 1+. Test en valgus 30° de flexion 1+. Tiroir rotatoire antéro-interne 3+. Lésions: ligament fémoro-tibial antéro-externe. Angle du poplité. Ligament croisé antéro-externe et ligament postérieur oblique (point d'angle postéro-interne). (Müller [26])

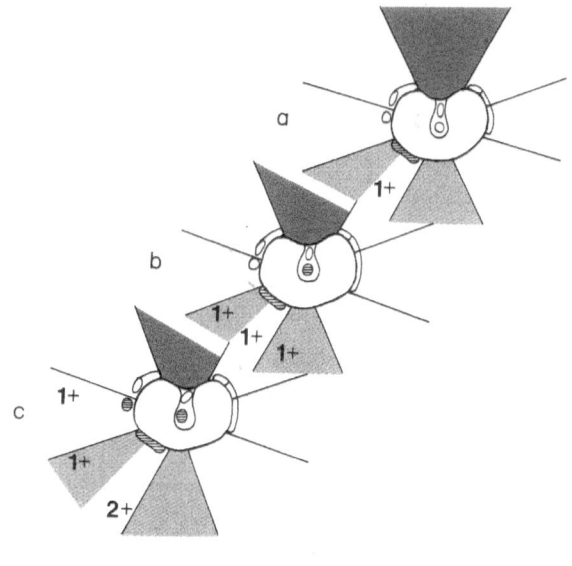

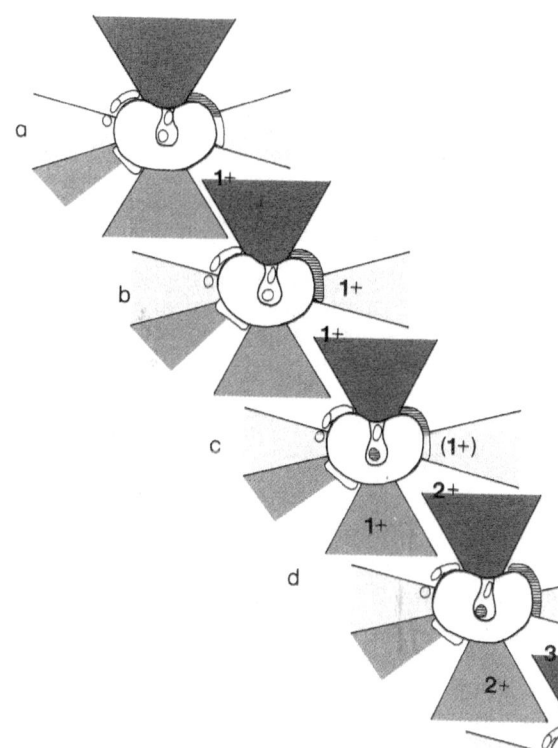

◁ **Fig. 131 a-c.** Les trois laxités antéro-externes

a monade. Clinique: tiroir rotatoire antéro-externe à 1 +. Lésion: ligament fémoro-tibial antéro-externe

b duade. Clinique: tiroir antérieur direct à 1 +, tiroir antéro externe 1 +, ressaut condylien externe 1 +. Lésion: ligament fémoro-tibial antéro-externe et ligament croisé antérieur

c triade. Clinique: tiroir rotatoire antéro-externe 2 +, ressaut condylien externe 1 + et test de varus à 30° de flexion 1 +. Lésion: ligament fémoro-tibial antéro-externe, ligament latéral externe et ligament croisé antéro-externe. (Müller [26])

Fig. 132 a-e. Les cinq laxités antéro-internes

a monade. Clinique: tiroir antéro-interne 1 +. Lésions: point d'angle postéro-interne, ligament postérieur oblique

b duade. Clinique: tiroir rotatoire antéro-interne 1 +, laxité en valgus 30° de flexion 1 +. Lésions: ligament latéral interne et ligament postérieur oblique

c duade. Clinique: tiroir antérieur direct. Tiroir rotatoire antéro-interne 2 +. Test en valgus 30° de flexion 1 +, ressaut condylien externe 1 +. Lésions: ligament croisé antéro-externe et ligament postérieur oblique. Point d'angle postéro-interne

d triade. Clinique: tiroir antérieur direct 2 +. Tiroir rotatoire antéro-interne 3 +. Laxité en valgus 30° de flexion 2 +. Ressaut condylien externe 1 +. Lésions: ligament croisé antéro-externe, ligament latéral interne, ligament postérieur oblique

e tétrade. Clinique: tiroir antérieur direct 2 +. Tiroir rotatoire antéro-externe 1 +. Ressaut condylien externe 1 +. Tiroir rotatoire antéro-interne 3 +. Test en valgus 30° de flexion 2 +. Recurvatum 1 +. Lésions: ligament fémoro-tibial antéro-externe, ligament croisé antéro-externe, ligament latéral interne, ligament postérieur oblique. (Müller
◁ [26])

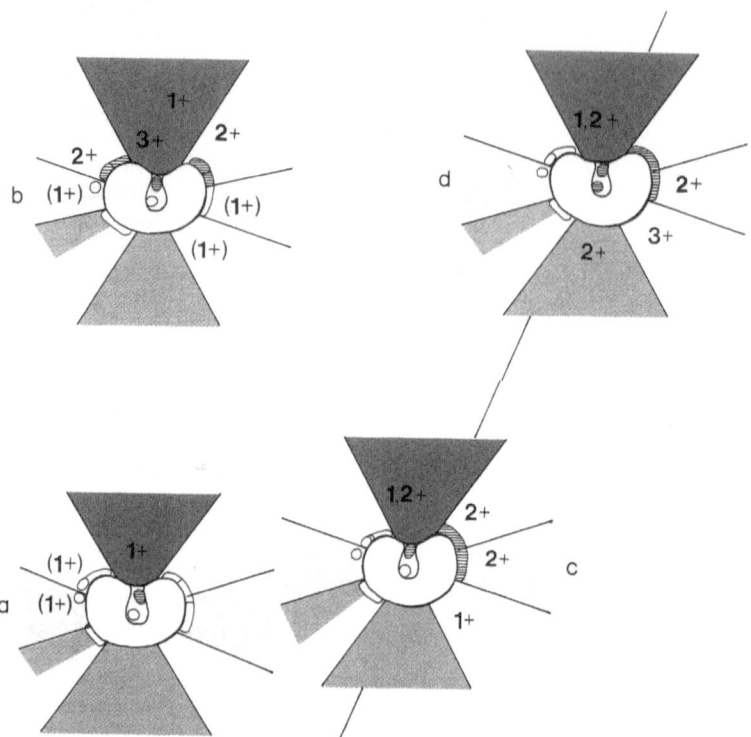

Fig. 133a–d. Les quatre laxités postérieures
a laxité postérieure pure, laxité translatoire postérieure simple: varus à 30° de flexion ou extension 1+, tiroir rotatoire postéro-externe 1+, tiroir postérieur direct 1+, recurvatum 1+. Lésion: ligament croisé postéro-interne
b laxités postérieures globales: tiroir rotatoire antéro-interne 1+, test en valgus 30° de flexion 1+, tiroir postéro-interne 2+, tiroir postérieur postéro-externe rotatoire 2+, recurvatum 1+. Lésions: ligament croisé postérieur, point d'angle postéro-externe, angle du poplité, point d'angle postéro-interne, ligament postérieur oblique
c laxité faussement postéro-interne simple: tiroir rotatoire antéro-interne 1+, test en valgus 30° de flexion 2+. Tiroir postéro-interne 2+, tiroir rotatoire postérieur direct 1 à 2+. Lésions: ligament croisé postéro-interne, ligament latéral interne et ligament postérieur oblique (point d'angle postéro-interne)
d laxités antérieure et postéro-interne combinées: tiroir antérieur direct 2+, tiroir rotatoire antéro-interne 3+, laxité en valgus 30° de flexion 2+, tiroir postérieur direct 1+ à 2+. Ressaut condylien externe 1+. Lésions: ligament croisé antérieur, ligament croisé postérieur, ligament latéral interne et ligament postérieur oblique. (Müller [26])

Ainsi lorsque:

tous les tests >2+	]1
2 tests à 2+	
1 test à 1+	]2
2 tests à 1+	
1 test à 2+	]3
tous les tests à 1+	]4
tous les tests < traces	]5

Il n'y a pas de cotation décrite pour les laxités postérieures.

Les 2 groupes de chiffres, l'un «fonctionnel» (S_f et F), l'autre «organique» (S_l), seront soigneusement comparés. Il ne sera pas rare de constater l'absence totale de parallélisme, phénomène qui mettra le doigt sur le rôle de la stabilisation fonctionnelle d'un genou très laxe (par exemple S_f: 2; F:

2; S_l: 4) ou au contraire de la déstabilisation fonctionnelle d'un genou peu laxe (par exemple: S_f: 4; F: 4; S_l: 1) partant des énormes possibilités thérapeutiques de la musculation et de la rééducation proprioceptive. Ce sera donc là le «noeud» de la décision thérapeutique à laquelle participeront d'autres facteurs comme l'âge, le niveau sportif (classification CLAS), la profession, le morphotype, la motivation, la radiographie, le profil psychologique.

C'est dire que, pour la plupart des patients, *il faudra du temps pour prendre la décision*. Il faudra leur expliquer les tenants et les aboutissants des différentes possibilités thérapeutiques en une ou deux consultations ou plus encore. L'heure et demie de dialogue sera vite passée.

Au moins pourra-t-on dire que les chirurgiens n'ont pas perdu le «sens clinique».

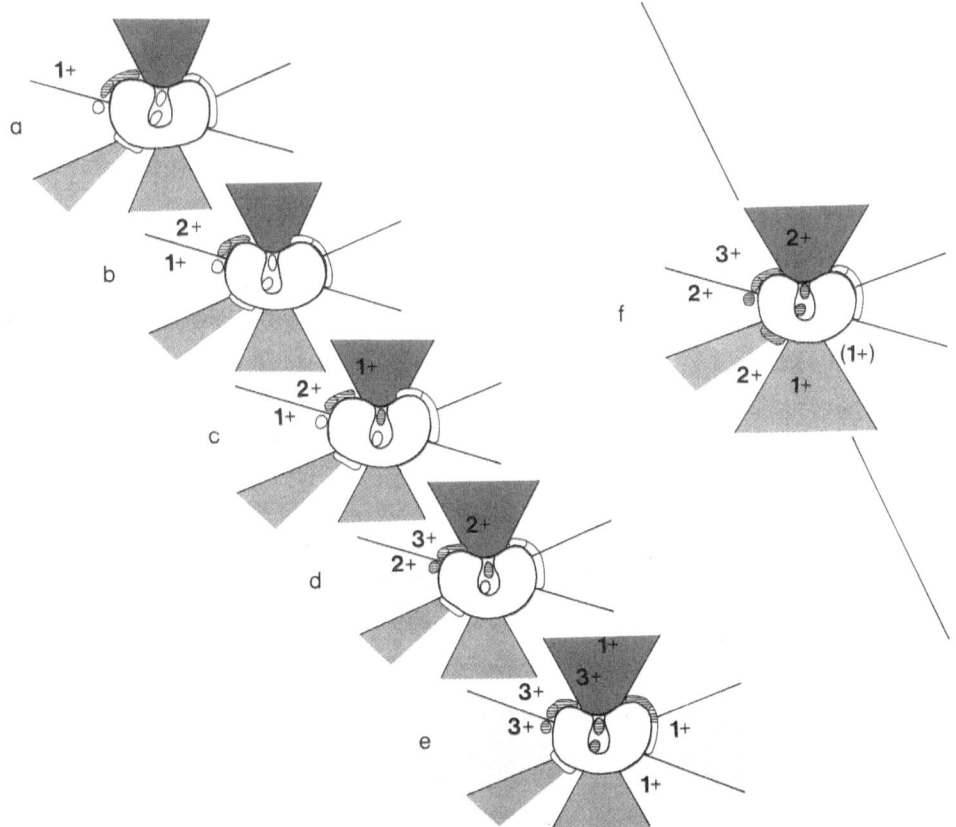

Fig. 134 a-f. Les six laxités postéro-externes

a monade. Clinique: tiroir rotatoire postéro-externe 1+. Lésions: angle du poplité, point d'angle postéro-externe

b duade. Clinique: tiroir rotatoire postéro-externe 2+ et laxité en varus 1+. Lésions: ligament latéral externe, angle du poplité

c duade. Clinique: laxité en varus 30° de flexion 1+. Laxité translatoire rotatoire postéro-externe 2+. Tiroir postérieur direct 1+. Lésions: ligament croisé postérieur, angle du poplité

d triade. Clinique: laxité en varus 30° de flexion 2+, laxité translatoire rotatoire postéro-externe 3+, laxité postérieure directe 2+. Lésions: ligament latéral externe, angle du poplité, complexe arqué (point d'angle postéro-externe) et ligament croisé postérieur

e tétrade. Clinique: laxité en varus 30° de flexion 3+. Laxité translatoire rotatoire postéro-externe 3+. Tiroir postérieur direct 3+. Recurvatum 1+. Laxité en valgus 1+. Tiroir rotatoire antéro-interne 1+. Lésions: ligament croisé antérieur, ligament croisé postérieur, ligament latéral externe, point d'angle postéro-externe, point d'angle postéro-interne

f laxités antérieure et postéro-externe combinée: Clinique: tiroir antérieur direct 1+, tiroir rotatoire antéro-externe 2+, ressaut condylien externe 2+, test en varus 30° de flexion et extension 2+, tiroir rotatoire postéro-externe 3+, tiroir postérieur direct 2+. Lésions: ligament fémoro tibial antéro-externe, ligament croisé antérieur, ligament croisé postérieur, ligament latéral externe, point d'angle postéro-externe. (Müller [26])

Bibliographie

1. Bousquet G, Rhenter JL (1982) L'Illustré du genou. Editions G. Mure, Le Coteau
2. Dehaven KE (1978) Arthroscopy in acute trauma. Read at the America Academy of Orthopedic Surgeons's. Continuing Education Course on The Athlete's Knee. Hilton Head Island, South Carolina
3. Dejour H, Chambat R (1985) 5èmes Journées Lyonnaises de Chirurgie du Genou. 1984, A. C. E. M. L., Lyon
4. Dejour H, Chambat R (1986) Valeur diagnostic et prognostic du «Lachman radiologique Actif». Second European Congress of Knee Surgery and Arthroscopy. ESKA Basel
5. Dupont JY (1986) Le ressaut en rotation externe dans les ruptures du Ligament Croisé Antérieur. Description et signification. 2e Réunion de l'European Society for Knee Arthroscopy and Surgery. Bâle
6. Feagin JA (1988) The crucial ligaments. Churchill Livingston, Edinburgh
7. Finochietto R (1935) Semi-lunar cartilages of the knee. The jump sign. J Bone Joint Surg 17: 916-922
8. Galway RD, Beaupré A, Mac Intosh DL (1972) Pivot Shift: a clinical sign of symptomatic anterior cruciate insufficiency. J Bone Joint Surg [Br] 54, 763-764
9. Grood ES, Butler DL, Noyes FH (1980) Ligamentons restraints to antero-posterior drawer in the human knee. A biomechanical study. J Bone Joint Surg [Am] 62, 259-270
10. Hey-Groves EN (1920) The crucial ligaments of the knee-joint: their function, rupture and the operative treatment of the same. Br J Surg July 1919, 10 April 1920, vol VII
11. Hughston JC (1966) Knee ligament injury in athletes. J Med Assoc 36, 243-251
12. Hughston JC, Norwood LA (1980) The postero-lateral drawer test and external rotational recurvatum test for postero-lateral rotatory instability of the knee. Clin Orthop 147, 82-87
13. Hughston JC (1983) Editorial. Anterior cruciate deficient knee. Am J Sports Med 11, 1-2
14. Hughston JC, Andrews JR, Cross MJ, Moschi A (1976) Classification of knee ligament instabilities. Part I: The medial ligament and cruciate ligament. J Bone Joint Surg [Am] 58, 159-172 Part II: The lateral compartment J Bone Joint Surg [Am] 58, 173-185
15. Jakob RP (1981) Observation on rotation instability of the lateral compartment of the knee. Acta Orthop Scand [Suppl 191] 52, 1-32
16. Jakob RP, Stäubli HU, Delano J (1986) Evaluation du Pivot Shift. Un système objectif avec implications thérapeutiques. 2e Réunion de l'European Society for knee arthroscopy and surgery. Bâle
17. Lacoste A (1983) Le traitement orthopédique des entorses graves du genou. Thèse nº 325, Bordeaux
18. Larson RL (1982) Presidential Guest Panel. The Masters: Jack C. Hughston, Jack C. Kennedy, James A. Nicholas, Don H. O'Donnoghue, Donald B. Slocum. Am J Sports Med 10, 320-326
19. Lemaire M (1967) Ruptures anciennes du ligament croisé antérieur du genou. J Chir 93, 311-320
20. Lemaire M (1983) Les instabilités chroniques antérieures et internes du genou. Etude théorique. Diagnostic clinique et radiologique. Rev Chir Orthop 69, 3-16
21. Losee RE, Johnson TR, Southwick WO (1978) Anterior subluxation of the lateral tibial plateau. J Bone Joint Surg 60, 1015-1030
22. Losee RE (1983) Concepts of the Pivot Shift. Clin Orthop 172, 45-51
23. Losee RE (1982) Finochietto's «jump sign». Pathognomonic sign of a posterior longitudinal tear of the meniscus of the knee. Iowa Orthop J 3, 55-56
24. Losee RE (1985) Diagnosis of chronic injury to the anterior cruciate ligament. Orthop Clin North Am 16, 83-97
25. Mandelbaum BR et al (1986) Magnetic resonance imaging as a tool for evaluation of traumatic knee injuries. Anatomical and pathoanatomical correlations. Am J Sports Med 14, 301-370
26. Müller W (1983) The knee form and function. Springer, Berlin Heidelberg New York
27. Noyes FR, Bassett RW, Grood ES, Butler DL (1980) Arthroscopy in acute traumatic hemarthrosis of the knee. J Bone Joint Surg [Am] 62, 687-695
28. Noyes FR, Grood ES (1986) Diagnostic of knee ligament injuries. Part I: Biomecanical precepts. Part II: Clinical concepts, II d. Meeting of European Society for knee arthroscopy and Surgery, Oct. 1986, Bâle
29. Palmer I. (1938) On the injuries to the ligaments of the knee joint. A clinical study 1938. Acta Chir Scand [Suppl] 53, 175-178
30. Passler H, Mansat C (1986) Le test de Lachman Radiologique. Ann Radiol 22-28
31. Segal P, Jakob M (1983) The Knee. Wolfe Medical Publications Ltd.
32. Segond P (1879) Le progrès médical. Recherches cliniques et expérimentales sur les épanchements sanguins du genou par entorse. 19 Avril 1879, Nº 16
33. Slocum DB, Larson RL (1968) Rotatory instability of the knee. J Bone Joint Surg [Am] 50, 211
34. Slocum DB, James SL, Larson RL, Singer KM (1976) Clinical test for anterolateral rotatory instability of the knee. Clin Orthop 118, 63-69
35. Trickey EL (1978) Instability of the knee joint. J Bone Joint Surg [Br] 60, 4-5
36. Torg JS, Conrad W, Kalen V (1976) Clinical diagnosis of anterior cruciate ligament instability in the athlete: the Lachman's Test. Am J Sports Med 4, 84-93
37. Torg JS, Gurtler RA, Stine R (A paraître) Lachman test revisited classification of a clinical observation. 24-4-86
38. Trillat A, Dejour H, Bousquet G (1971) 1ères Journées Lyonnaises de Chirurgie du Genou, 1971. Simep-Villeurbanne
39. Trillat A (1972) Symposium sur les laxités traumatiques du genou. Rev Chir Orthop 58 [Suppl 1] 31-116

Index des thèmes et des auteurs

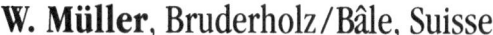

W. Müller, Bruderholz/Bâle, Suisse

Le Genou

Anatomie bioméchanique et réconstruction ligamentaire

Traduit de l'allemand par **B. Vuilleumier**, **G. Liorzou**

1994. XXVII, 362 p. 524 fig.
Relié **DM 264,-**; öS 2059,20; sFr 259,-
ISBN 3-540-56584-1

Ce livre est une source essentielle d'informations pour l'étudiant éclairé comme pour l'expert intéressé aux problèmes articulaires du genou. La première version de ce livre parue simultanément en allemand et en anglais a profondément marqué la chirurgie ligamentaire du genou des années 1980. Si, au cours de ces dix dernières années, les principes fondamentaux de la biomécanique n'ont pas changé, de nouvelles notions importantes ont vu le jour. Ligne de transition, point d'isométrie, anatomométrie, etc. ont enrichi les connaissances anatomo-fonctionnelles du genou. Cette version française, très différente des versions antérieures, *tient compte des acquis les plus récents* en matière de biomécanique et de chirurgie de l'appareil capsulo-ligamentaire du genou.

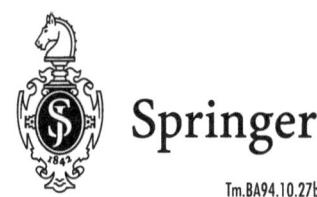

Springer

Tm.BA94.10.27b

A. **Gächter, F. K. Freuler,** Bâle, Suisse

Arthroscopie diagnostique du genou

1988. 250 diapositives (125 en couleur) avec légendes en français, anglais et allemand. **DM 335,-**; öS 2613,-; sFr 329,- ISBN 3-540-92593-7

L'arthroscopie est considérée aujourd'hui encore, comme la méthode diagnostique la plus complète pour l'articulation.

L'arthroscopie sert non seulement au dépistage des lésions méniscales (pour lequel il existe d'autres bonnes méthodes diagnostiques), mais elle permet de parfaire le diagnostic en apportant une information visuelle de la lésion, de la fonction et éventuellement de l'âge de la lésion. Le fait de pouvoir contrôler la fonction par vision intraarticulaire pendant l'arthroscopie, nous paraît d'importance capitale.

Cela permet de juger de l'étendue de la lésion et de décider exactement de la thérapie à suivre, qu'elle soit opératoire ou conservatrice. Mais pour reconnaître la nature des lésions, il fait posséder de bonnes connaissances cliniques et aussi savoir interpréter les constatations visuelles. Il faut donc connaître avant de pouvoir reconnaître.

Cette série de diapositives a été conçue pour faciliter l'interprétation arthroscopique. Elle se présente en projection double avec d'un côté le cliché arthroscopique et de l'autre, un croquis de las situation anatomique. Les brefs commentaires aident à faire le lien entre le diagnostic clinique et le diagnostic différentiel.

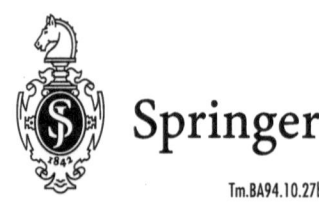

Springer